Sara Sörgärde Siegers

Möglichkeit zu einem bereichernden Leben

Sara Sörgärde Siegers

Möglichkeit zu einem bereichernden Leben

eine Einführung in anthroposophische Sozialtherapie

Verlag Ch. Möllmann

Übersetzt aus dem Schwedischen von Karen Riemann
Schwedischer Originaltitel: Möjlighet till ett rikt liv

1. Auflage 2024

Verlag Ch. Möllmann
Schloss Hamborn 94, D-33178 Borchen
Tel. 0 52 51 / 2 72 80 Fax: 0 52 51 / 2 72 56
www.chmoellmann.de
Herstellung: Online-Druck GmbH & Co. KG, Paderborn

ISBN 978-3-89979-365-9

Inhalt

Möglichkeit zu bereicherndem Lesen…

Eher zufällig hörte ich in einer Videokonferenz des international besetzten Anthroposophic Council for Inclusive Social Development von Saras Buch. Ich wollte es gern lesen, anfangs aus meinem Interesse an Schweden – meinem Lieblingsurlaubsland! –, an schwedischer Sprache und nicht zuletzt an schwedischer Sozialtherapie.
Letztere erlebte ich vor Jahren in einer kleinen Einrichtung nahe Katrineholm hautnah. Ich hatte Gelegenheit, dort ein halbes Jahr voll mitzuarbeiten und viele mich bereichernde Erfahrungen mit nach Deutschland zu nehmen. Es waren Eindrücke, an die ich mich bis heute in alltäglichen, teils herausfordernden Situationen erinnere.
Beim Lesen waren mir viele Erlebnisse sofort wieder präsent – nicht nur die in Schweden – sondern gerade auch Erfahrungen, die ich hier tagtäglich in Deutschland mache!
Das Buch mit dem Originaltitel „Möjlighet till ett rikt liv“ (Möglichkeit zu einem reichen Leben) berührt viele Fragen meines Alltags in der Arbeit mit Menschen mit Assistenzbedarf … so traf ich mich mit Sara zum Gespräch – aufgrund von Corona nur virtuell. Letztlich beschlossen wir, dass ich mit der Übersetzung ernsthaft beginne und wir dann schauen, was daraus werden könnte.
Nicht nur meine Sprachkenntnisse wurden aufgefrischt – die Herangehensweise an anthroposophische Sozialtherapie und ihre Grundlagen im Buch überzeugten mich. Abschnitte, die mir für das Verständnis von Sozialtherapie wenig bedeutsam oder zu „schwedenspezifisch“ erschienen, nehme ich nach Absprache mit Sara in die deutschsprachige Fassung nicht auf.

Noch zwei weitere Anmerkungen:
Zugunsten besserer Lesbarkeit habe ich nicht konsequent gegendert… manche schwedische Begriffe (z.B. „hen“ steht für „hon/han“ = sie/er) haben das Gendern gleich in sich, was sich (noch?) nicht direkt ins Deutsche übersetzen lässt. Ich nehme gerne das in Schweden – auch fremden Erwachsenen gegenüber – übliche DU auf, um den lesefreundlichen Stil von Sara möglichst zu erhalten.
Die Wirkung des Buches probierte ich während der Übersetzungsarbeit auch in einigen Konferenzen des Mitarbeiterteams aus, in dem ich damals tätig war.
Wir – eine bunt gemischte Gruppe aus „Anthroposophie-Erfahrenen“ und Neueinsteigern – kamen beim Lesen unmittelbar in ein lebendiges Gespräch. Vor allem die ganz persönlichen Fragen

an die Leser zum Ende der einzelnen Kapitel sind hilfreich, um sich anthroposophische Sozialtherapie zu erschließen.
Das kann entweder selbstreflektierend im „eigenen Kämmerlein“ oder gemeinsam mit Kolleginnen und Kollegen geschehen – bei letzterem ergibt sich schnell, zu eigener Haltung, zu gemeinsamen Leitbild oder unterschiedlichen Handlungsoptionen in fruchtbares Gespräch zu kommen.

Karen Riemann

Vorwort von Sara Sörgärde Siegers zur schwedischen Ausgabe

Dieses Buch ist entstanden, da mir selbst ein Überblick und eine Einführung in die anthroposophische Sozialtherapie fehlte. Ein Großteil der bisher erschienenen anthroposophischen Literatur wurde aus dem Blickwinkel von Arbeit mit Kindern und Jugendlichen geschrieben. Diese unterscheidet sich aber von der mit Erwachsenen und ist außerdem, wenn man keine Vorkenntnisse hat, recht schwierig zu lesen. Mir fehlte ein erstes, einfaches Buch, das ich interessierten Mitarbeitern mit den Worten: „Hier, fang mit dem mal an!" in die Hand drücken konnte.
Dieses Buch will eine erste Einführung zu einigen der häufig angewendeten sozialtherapeutischen Begriffe geben. Ich hoffe, dass es einen Eindruck vermittelt, um was es in der Anthroposophie und der Sozialtherapie geht und dass Leserinnen und Leser neugierig werden, selbst mehr zu entdecken. – Alles in einer einfachen Sprache, so verständlich es eben möglich ist.
Die aus der Anthroposophie hergeleitete Sozialtherapie ist eher eine Ergänzung als eine Alternative zum modernen Verständnis von Menschen mit Behinderungen. Das bedeutet, dass sie Methoden und Arbeitsweisen anwendet, die auf aktueller Forschung und auf Richtlinien basieren, in die Erkenntnisse aus Anthroposophie und anthroposophisch orientierter Sozialtherapie integriert werden.
In der Sozialtherapie geht es vor allem um unsere Haltung zu dem, was wir selbst tun. Als Sozialtherapeuten müssen wir fähig werden, das Individuum wahrzunehmen, sowie Wissen und Fertigkeiten mitbringen, um den Bedarf jedes einzelnen Menschen erfüllen zu können.

Zitat:
Sozialtherapie ist nicht eine heilende Pädagogik. Sie will ein Instrument sein, für Erwachsene mit funktionellen Beeinträchtigungen soziale Zusammenhänge zu finden, die – durch angepasste Wohnformen, adäquate Arbeitsmöglichkeiten, medizinische Therapien, Bildungsangebote und bildende Freizeitgestaltung – therapeutisch auf Körper, Seele und Geist wirken.

(Tommy Sydhagen, 2009)

Dieses Buch stellt skizzenhaft im Überblick mein persönliches Bild der Sozialtherapie dar. Es beruht auf Schriften, Vorträgen, Gesprächen mit in der Sozialtherapie tätigen Kolleginnen und Kollegen sowie meiner eigenen Erfahrung.

Sara Sörgärde Siegers

Hintergrund

Anthroposophie

Anthroposophie ist ein Erkenntnisweg, der das Geistige im Menschenwesen zum Geistigen im Weltenall führen möchte.
Rudolf Steiner (aus „Anthroposophische Leitsätze")

Das Wort Anthroposophie kommt aus dem Griechischen: anthropos – Mensch und sophia – Weisheit. Frei übersetzt also: die Lehre davon, Mensch zu sein. Das ist eine Philosophie vom Leben, die existenzielle Fragen mit dem Fokus auf das Allgemeinmenschliche und was es bedeutet, Mensch zu sein, aufnimmt. Die Grundidee der Anthroposophie ist, dass die Welt aus mehr besteht als wir sehen und anfassen können. Es gibt eine geistig-spirituelle Dimension, die mit gewöhnlichen wissenschaftlichen Methoden allein nicht erforscht und erklärt werden kann. Die Anthroposophie wurde ursprünglich von Rudolf Steiner entwickelt.
Von seiner Freiheit ausgehend ist die Aufgabe des Menschen, selbst zu denken und Kenntnisse zu erwerben sowie sich selbst stets weiterzuentwickeln. Wir haben eine Verantwortung als Menschen für uns selbst, füreinander und für die Welt, in der wir leben.
Daher ist Umweltbewusstsein wichtig: sich für giftfrei erzeugtes Essen zu entscheiden, das in Balance mit der Natur produziert worden ist und unseren Körper gesund nährt. Genauso wichtig ist, womit wir uns umgeben und welche Materialien wir für unsere Kleidung auswählen. Aber nicht nur das Physische, das uns umgibt, ist entscheidend.
An sich selbst, an der eigenen Entwicklung zu arbeiten und darüber zu reflektieren, wer man als Mensch und was der Sinn des Lebens ist, sind natürliche, selbstverständliche Aspekte.
Die Anthroposophie sieht die Welt als Teil eines viel größeren Zusammenhangs, in dem die Seele und das ICH weiterleben, auch wenn der Körper stirbt.

Man will Naturwissenschaft und Humanismus auf interdisziplinäre Weise mit geistiger Forschung verbinden.
Oft wird gefragt, ob die Anthroposophie eine Sekte ist – das ist sie nicht. Die Anthroposophie an sich ist weit vom Sektendenken entfernt, da sie vom freien Willen des Menschen ausgeht. Jeder Mensch hat die Fähigkeit und Verantwortung selbst zu denken. Die Anthroposophie versteht sich auch nicht als eine Religion, selbst wenn sie christliche Begriffe anwendet und zum gewissen Teil

von einem christlichen Weltbild ausgeht. Es lassen sich genauso Ähnlichkeiten zu anderen Religionen und Philosophien erkennen.
Anthroposophie ist einfach eine Lebensphilosophie, die unabhängig von jeder Religionszugehörigkeit angewendet werden kann.
Jeder Mensch kann Anthroposoph sein und eigentlich reicht die ernsthafte Absicht, Anthroposoph sein zu wollen, um es zu werden.
Beginnt man Anthroposophie zu studieren, bemerkt man bald, dass man aktiv geistig, seelisch und körperlich an sich selbst arbeitet.

Rudolf Steiner

Rudolf Steiner begründete die Anthroposophie. Er wurde 1861 in dem kleinen österreichisch-ungarischen Ort Donji Kraljevec (im heutigen Nord-Kroatien) als Sohn eines Eisenbahnbediensteten geboren.
Er studierte an der Wiener Technischen Hochschule Mathematik, Physik, Biologie, Literatur, Chemie, Geschichte und Philosophie. 1891 promovierte er mit einer Abhandlung über erkenntnistheoretische Fragen. Außerdem veröffentlichte er viele Werke und Artikel unter anderem über Philosophie und Pädagogik. Eines seiner bekanntesten Werke ist das Buch über „Die Philosophie der Freiheit", das 1893 erschien.
Schon als Kind hatte Steiner übersinnliche Erfahrungen, über die er mit niemandem sprach. Als Erwachsener schloss Steiner sich der Theosophischen Gesellschaft an, trennte sich aber später von ihr und gründete daraufhin die Anthroposophische Gesellschaft.
Das anthroposophische Menschenbild geht davon aus, dass das Seelisch-Geistige und das Physisch-Materielle in ständigem Zusammenwirken stehen. Nach Steiner ist Anthroposophie ein Erkenntnisweg, der das Geistige im Menschen zum Geistigen im Weltall führen will (Steiner „Anthroposophische Leitsätze").
Steiner wollte zeigen, dass Forschung im Übersinnlichen den gleichen Wert hat wie die moderne Wissenschaft des Körpers und der menschlichen Biologie, dass Erkenntnisgrenzen unter Beibehaltung wissenschaftlicher Qualitäten erweitert werden können. Die Grenzen gibt es nur für den Einzelnen, aber jede und jeder kann diese bewegen und seinen Erkenntnishorizont erweitern.

Viele Menschen suchten Steiner auf, um Rat und Ideen zu unterschiedlichsten Themen zu bekommen. Er hielt viele Vorträge, ein Großteil seiner Originalliteratur sind mitgeschriebene Vorträge. Vielleicht sind sie deshalb manchmal schwer zu lesen und zu verstehen. Die verschiedenen praktischen Wirkungsbereiche entwickelte Steiner nicht alle selbst, sondern seiner Idee nahestehende Menschen unterstützten dabei.

In den zwanziger Jahren des letzten Jahrhunderts begann die anthroposophisch orientierte heilpädagogische Arbeit in der Schweiz und in Deutschland. Im Zusammenhang damit hielt Rudolf Steiner 1924 eine Vortragsreihe, die anschließend als „Heilpädagogischer Kurs“ gesammelt und herausgegeben wurde.

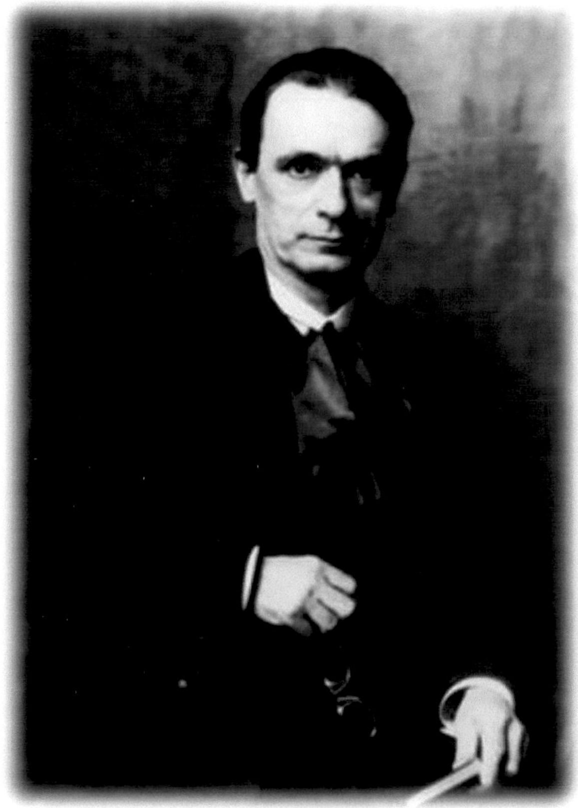

Rudolf Steiner

Die Anthroposophische Gesellschaft

Die Anthroposophische Gesellschaft ist eine Organisation für Menschen, die Anthroposophie und die durch sie inspirierte Arbeit in vielen Lebens- und Berufsbereichen unterstützen wollen. In Seminaren und Tagungen, in Studiengruppen und künstlerischem Üben lässt sich erfahren, wie Anthroposophie neue Schritte im Leben anregt und die Wahrnehmung spiritueller Dimensionen weckt. Die Anthroposophische Gesellschaft ist in rund 50 Ländern der Welt vertreten. Das Goetheanum in der Schweiz ist das internationale Kultur-, Forschungs- und Tagungszentrum für Anthroposophie.

Freie Hochschule für Anthroposophie

Die Freie Schule für Anthroposophie wurde 1924 von Rudolf Steiner gegründet. Die Schule zeigt einen meditativen Weg auf, der zu vertieften spirituellen Erfahrungen führt. Diese können dann das praktische Leben, aber auch das rein Menschliche bereichern. Um Mitglied der Schule zu werden, muss man bereits Mitglied der Anthroposophischen Gesellschaft sein, die Kenntnisse der Anthroposophie vertiefen wollen und sich für deren Aufgaben mitverantwortlich fühlen. Als Mitglied sind alle an der Vertretung der Anthroposophie beteiligt. Innerhalb der Hochschule gibt es verschiedene Gruppen oder Sektionen (z.B. Astronomie, Medizin, Pädagogik...), in denen die Erfahrungen aus der meditativen Arbeit zur Entwicklung in verschiedenen Berufsfeldern anregen können.

Wirkungsfelder

Von der Anthroposophie ausgehend kamen verschiedene Überlegungen auf, wie der Mensch und die Welt „funktionieren“. Die Gedanken und Ideen wurden zu praktischen Tätigkeitsbereichen, die man mit aus ein und demselben Baum gewachsenen Ästen oder mit aus gleicher Quelle entspringenden Flüssen vergleichen kann. Einige seien hier aufgeführt:

Biologisch-dynamische Landwirtschaft
ist eine Form von Kreislaufwirtschaft, die schärfere Vorschriften als die ökologische Landwirtschaft hat. Im biodynamischen Anbau bildet der gesamte Betrieb des Bauernhofs eine Ganzheit. Schon in den 1920er Jahren begann man, biologisch-dynamisch zu wirtschaften. Es war Rudolf Steiner, Philosoph und Naturwissenschaftler, der diese Methode als erster lehrte (Landwirtschaftlicher Kurs).
Biodynamisches Gemüse ist heutzutage beliebt, weil es mehr Geschmack als konventionell angebaute Produkte hat. Außerdem hat es einen höheren Nährwert und ist besser haltbar.
Der eigentliche Hof wird als Ganzes gesehen, das sich im gesamten Wirtschaftskreislauf möglichst autark versorgen soll. Das bedeutet, dass das Futter für die Tiere selbst angebaut werden sollte. Das Vieh wiederum produziert den Dünger, der für Zwecke der Kultivierung gebraucht wird. Man achtet auf Vielfalt und Schutz der Natur und ihrer Ressourcen.
Kompostieren und Zwischenfrüchte-Anbau mit Kleegras oder Leguminosen sind wichtige Elemente der biodynamischen Landwirtschaft. Um gute Ernten einzufahren, bemüht man sich um „lebendige Erde“ – ein Schlüsselbegriff dieser Wirtschaftsweise.
Um den Boden mit Mikroorganismen anzureichern, muss man organisches Material zufügen und darf ihn nicht mit Kunstdünger und Pflanzengiften zerstören. Im Ackerbau achtet man auf eine förderliche Fruchtfolge und setzt außerdem diverse bodenverbessernde Spritz- und Kompostpräparate ein, um Bodenaktivität, Pflanzengesundheit und Nahrungsmittelqualität zu steigern.
Biologisch-dynamisch arbeitende Höfe werden regelmäßig vom Demeter-Bund überprüft. Auf Demeter-kontrollierten Betrieben wird weder Gülle noch Klärschlamm genutzt oder parallel konventionelle Bewirtschaftung betrieben. Es dürfen keinerlei genetisch veränderte Organismen Verwendung finden noch in der Nähe der Wirtschaftsflächen vorkommen.

Waldorfpädagogik
will, von der Dreiheit Gedanke, Gefühl und Willen ausgehend, dass sich junge Menschen ganzheitlich entwickeln. Grundgedanke ist, Kinder zu freidenkenden Menschen zu erziehen, die sich in sich selbst geborgen fühlen und Selbstvertrauen haben. Der Weg zum Wissen über sich und die Welt führt von der Hand durch das Herz in den Kopf.
Der Unterricht wird im morgendlichen Hauptunterricht zu Themenschwerpunkten block- bzw. epochenweise erteilt. Es schließen sich Fachstunden mit Theorieanteil an, während an Nachmitta-

gen oft künstlerische oder handwerkliche Tätigkeit eingeplant wird, die sich auf Inhalte des Vormittagsunterrichtes bezieht.
Bildung soll nicht nur dem Wissenserwerb, sondern der ganzheitlichen Persönlichkeitsentwicklung dienen. Die unterschiedlichen Jahrgänge richten ihre thematischen Schwerpunkte auch nach Phasen seelischer Entwicklung der Schüler:innen aus.
Die Waldorfschule unterliegt dem jeweils gültigen Schulgesetz und seinem Fächerkanon, folgt aber auch einem eigenen Lehrplan – „Ein Weg zur Freiheit“. Dieser baut auf einem Kursplan über 12 Jahre auf, der sich in der Praxis jeweils auch am einzelnen Schüler orientiert. Schüler werden vielseitig, praktisch, künstlerisch und theoretisch inspiriert. Großes Gewicht wird darauf gelegt, frei und individuell denkende junge Menschen auszubilden sowie Empathievermögen zu entwickeln und soziale Kompetenzen zu üben.

Heilpädagogik
arbeitet mit Kindern/Jugendlichen, die insbesondere in kognitiver, emotionaler und sozialer Hinsicht beeinträchtigt sind. Der ganze Mensch – Körper, Seele und Geist – wird als Einheit betrachtet. Die Umgebung der Kinder wird bewusst weitgehend auf der Grundlage dieses Menschenbildes gestaltet: Nährstoffreiches, biodynamisch bzw. ökologisch und lokal angebautes Essen, ästhetisch ansprechende Wohnräume werden durch eine sorgsam durchdachte Struktur des Tages, der Woche, des Monats sowie der Jahreszeiten ergänzt. Das schafft Ruhe, Sicherheit und Vorhersehbarkeit.

Sozialtherapie
arbeitet mit Erwachsenen, die vorrangig im intellektuellen, emotionalen oder sozialen Bereich Beeinträchtigungen haben. Es gibt viele Parallelen zur Heilpädagogik, was die ganzheitliche Sichtweise auf Lebenssituation, Milieu und Ausgestaltung der entsprechenden Strukturen betrifft. Schwerpunkt aber ist, Entwicklungsprozesse hin zu Erwachsensein, Älterwerden und Arbeitswelt zu unterstützen.

Anthroposophische Medizin

Das anthroposophisch orientierte Verständnis von Pflege ist integrativ: der Fokus wird ganzheitlich auf den Menschen und seine Gesundheit gerichtet. Es geht nicht in erster Linie darum, aus biologisch-medizinischer Perspektive körperliche Symptome wahrzunehmen.

Elemente wie Nähe, Berührung, Gespräch, Empowerment der Patienten sind entscheidende Faktoren. Anthroposophische Medikamente – vor allem aus Pflanzen und Mineralien gewonnen – werden mit konventioneller Medizin in Kombination mit künstlerischen Therapien angewendet.

Künstlerische Therapien und therapeutische Anwendungen

umfassen (Aquarell-)Malen, Zeichnen, Plastizieren, Singen und Musik.

Eine Kunst, die Eurythmie, hat ihren Ursprung unmittelbar in der Anthroposophie. Sie erinnert an Tanz, die ausgeführten Bewegungen sind Ausdruck für schöpferische Kräfte und Energie der Seele.

Der Eurythmist bewegt sich nach Rhythmen von Gedichten oder Musik. Eurythmie ist auch ein pädagogisches Mittel, um konkrete Erlebnisse von Sprache und Musik zu kreieren. Wird sie therapeutisch angewendet, spricht man von Heileurythmie.

Weitere Therapieformen sind medizinische Bäder, Massagen, Einreibung des Körpers mit ätherischen Ölen.

Sozialtherapie – Entstehung einer weltweiten Bewegung

Sozialtherapie ist eine Weiterentwicklung der auf Grundlage der Anthroposophie begründeten Heilpädagogik. Sie wurde von Rudolf Steiner initiiert und begann mit Einrichtungen in der Schweiz, Österreich und Deutschland. Ihre Ideen breiteten sich durch die Camphill-Bewegung in Europa – anfangs vor allem nach Großbritannien – weiter aus. Engagierte Menschen nahmen die Ideen der Heilpädagogik und auch manche der betreuten Kinder und Jugendlichen mit in die Neugründungen im schottischen Exil.

So begann die Bewegung mit der Arbeit für Kinder und Jugendliche. 1954 wurde dann das erste „Dorf" für Erwachsene mit Beeinträchtigungen eröffnet. Starke Initiativkraft ging von Eltern der jungen Menschen mit Unterstützungsbedarf aus. Sie hatten den Wunsch, dass die Camphill-Bewegung auch Lebensorte für Erwachsene aufbauen möge.

Die Vision war, dass das gemeinsame Leben eher in familienähnlichen Verhältnissen als in großen „Schlafsälen" stattfinden solle. Als erwachsener Mensch mit Behinderung sollte man am jeweiligen Ort in Küche, Werkstatt oder Garten arbeiten können und so einen Platz zum Leben und Arbeiten finden.

Es gibt drei tragende Säulen in den Camphill-Einrichtungen:

Erstens hat jeder Mensch ein „Ich", das unsterblich und unabhängig von irgendeiner Behinderung gleichwertig wie jedes andere ist. Die Person *ist* nicht gehandicapt, sie *hat* ein Handicap.

Zweitens schafft unsere eigene innere Entwicklung Voraussetzungen für gelingende Begegnungen mit Menschen, die besonderen Unterstützungsbedarf haben. Und drittens: Im sozialen Zusammenhang hat jeder Mensch ein Bedürfnis nach individueller Privatsphäre, für die in einer Arbeitsgemeinschaft ein passender Rahmen geschaffen werden muss. (Pietzner, 1990)

Nicht alle Einrichtungen in Europa sind heutzutage Teil der Camphill-Bewegung, sie hatte in der Anfangsphase aber großen Einfluss, da viele der ersten Gemeinschaften Mitglieder dieser Bewegung waren.

Mittlerweile gibt es weltweit auf fünf Kontinenten in fünfzig Ländern heilpädagogische und sozialtherapeutische Einrichtungen und Gemeinschaften. Jede hat ihre eigenen Voraussetzungen und Stärken. Einige sind klein, dort leben nur wenige Menschen miteinander, andere sind groß, dort wohnen und/oder arbeiten mehrere hundert Menschen zusammen.

In manchen Ländern sind nicht nur seitens staatlicher Institutionen gute (finanzielle) Voraussetzungen gegeben, während sich anderswo sozialtherapeutische Einrichtungen über eigene Geldsammelaktionen, Verkauf selbst hergestellter Produkte oder Spenden finanzieren müssen.

Viele Einrichtungen haben ihren Ursprung in einer Initiative von Eltern oder von Mitarbeitergruppen, die die Notwendigkeit einer Weiterentwicklung durch den sich verändernden Bedarf der heranwachsenden Jugendlichen sahen. Schüler wurden älter und brauchten Arbeitsplätze und eine zu ihrem Erwachsenwerden passende Gemeinschaft.

Allen gemeinsam ist das Streben, jedem Individuum zu ermöglichen, mit seinen Stärken zum gelingenden Zusammenleben beizutragen.

Internationale anthroposophische Zusammenarbeit

Viele Einrichtungen und Gemeinschaften organisieren sich weltweit im Anthroposophic Council for Inclusive Development (Sitz in Dornach), in landesweiten Verbänden oder regionaler Zusammenarbeit. Auf unterschiedlichen Ebenen werden gemeinsam Tagungen, Fortbildungen sowie Ausbildungen oder anderweitige Unterstützung organisiert.
Im Goetheanum, das in Dornach nahe Basel/Schweiz das Zentrum der weltweiten anthroposophischen Bewegung bildet, ist die Freie Hochschule beheimatet.
Von dort aus wird die internationale Zusammenarbeit koordiniert, die in elf wissenschaftliche Sektionen gegliedert ist. Für die sozialtherapeutische Arbeit ist aktuell vor allem die medizinische Sektion zuständig. Unter ihrem Dach findet alle zwei Jahre die große internationale Tagung der Sozialtherapeuten und Heilpädagogen aus aller Welt statt. Die Arbeit des Council umfasst außerdem regelmäßig gemeinsam mit Repräsentanten aus allen Landesverbänden durchgeführte (teils digitale) Sitzungen. Darüber hinaus gibt es Arbeitsgruppen zu unterschiedlichen Themen wie For-

schung und Ausbildung, anthroposophische Grundlagenarbeit, länderspezifische Herausforderungen, Spiritualität…). Ab 2024 – genau hundert Jahre nachdem Rudolf Steiner den „Heilpädagogischen Kurs“ gehalten hat – wird sich die Arbeit des Council für inklusive soziale Entwicklung in einer eigenen Sektion organisieren.

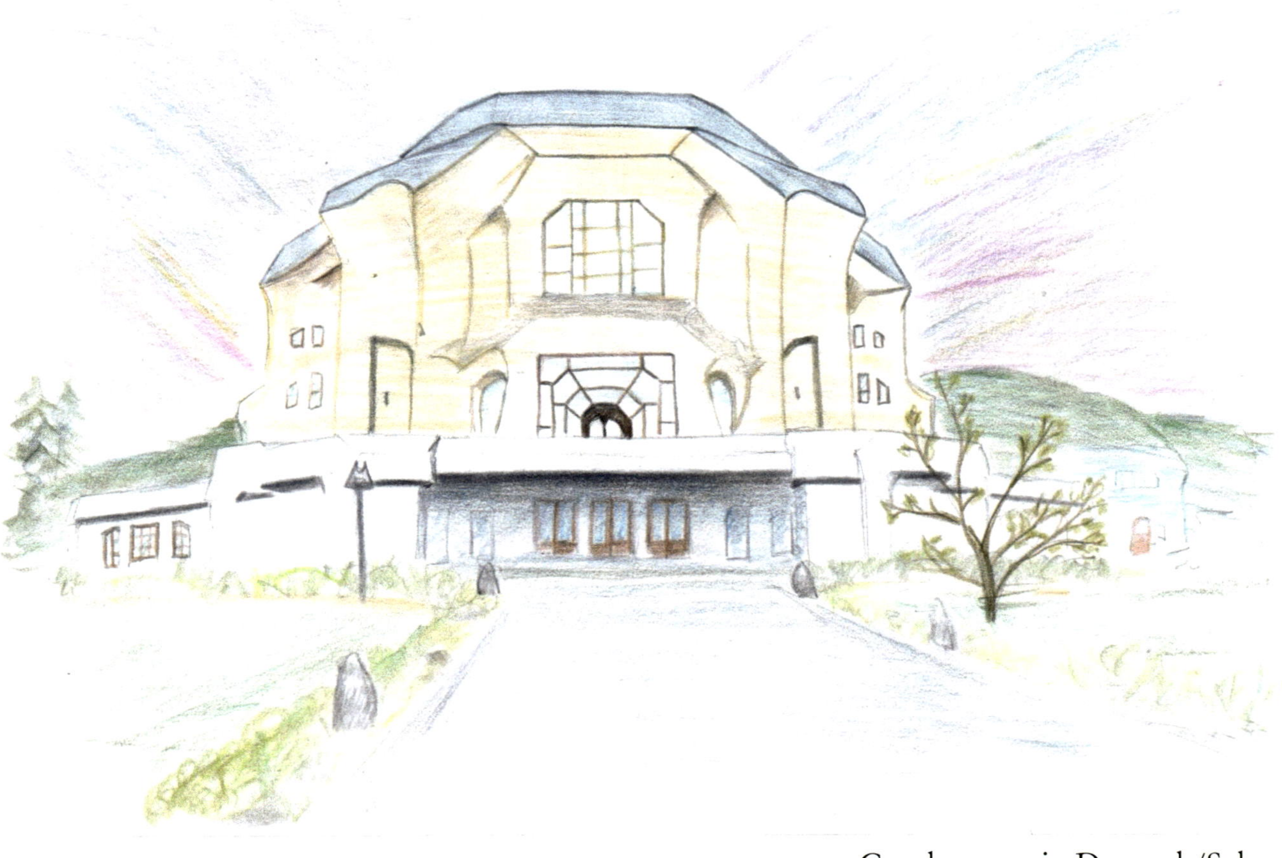

Goetheanum in Dornach/Schweiz

Chronologische Übersicht zur Sozialtherapie in Deutschland

1920 – 1924
Beginn der anthroposophischen Heilpädagogik durch die Gründung des „Heil- und Erziehungsinstituts für Seelenpflege-bedürftige Kinder Lauenstein e.V." bei Jena, die Gründung einer „Hilfsklasse" an der ersten freien Waldorfschule in Stuttgart und die Aufnahme von Kindern mit Behinderungen in den Sonnenhof (Teilbereich des Klinisch-Therapeutischen Instituts in Arlesheim, Schweiz).
Der Heilpädagogische Kurs wird von Rudolf Steiner am Goetheanum in Dornach, Schweiz gehalten und gibt damit den Anstoß einer neuen heilpädagogischen Bewegung weltweit.

1933 – 1945
Unter dem Regime des Nationalsozialismus geraten die bis dahin entstandenen sieben deutschen Einrichtungen zunehmend unter politischen Druck und müssen teilweise schließen.

1939
Begründung der „Camphill-Bewegung" im schottischen Exil.

1953
Gründung der „Vereinigung der Heil- und Erziehungsinstitute für Seelenpflege- bedürftige Kinder e.V." mit elf Einrichtungen.

1958
Gründung der ersten deutschen Camphill-Einrichtung

1975
Gründung der „Sozial-Therapeutischen Werkgemeinschaft e.V."

1979
Zusammenschluss der Vereinigung der Heil- und Erziehungsinstitute und der Sozial-Therapeutischen Werkgemeinschaft zum „Verband anthroposophischer Einrichtungen für Heilpädagogik und Sozialtherapie e.V."

1994
Zusammenschluss der Camphill-Bewegung mit den Verbandseinrichtungen zum „Verband für anthroposophische Heilpädagogik, Sozialtherapie und soziale Arbeit e.V.“

2002
Der Verband für anthroposophische Heilpädagogik, Sozialtherapie und soziale Arbeit e.V. beschließt in seiner Mitgliederversammlung „Leitgedanken“, mit denen er sein Selbstverständnis, sein Verständnis vom Menschen, seine Strukturen, Arbeitsformen und Tätigkeitsfelder beschreibt.

2013
aus dem Verband für anthroposophische Heilpädagogik, Sozialtherapie und soziale Arbeit e.V. wird der Bundesverband anthroposophisches Sozialwesen e.V. (kurz: Anthropoi Bundesverband).

2023
263 Einrichtungen sind deutschlandweit im Anthropoi Bundesverband zusammengeschlossen. Gemeinsam begleiten und unterstützen sie etwa 17000 Menschen.

Quelle: www.anthropoi.de

Ausgangspunkte in der Sozialtherapie

Die Kraft einer Idee bewirkt kollegiale Zusammenarbeit

Sozialtherapeutische Einrichtungen haben ihrem Ursprung nach gemeinnützige Zielsetzungen und streben nicht nach wirtschaftlichem Gewinn.

Organisationen lassen sich aus Perspektive der Sozialen Dreigliederung betrachten: Dieser Begriff basiert auf Rudolf Steiners Erkenntnis, dass Organisationen ähnlich wie die Gesellschaft insgesamt aus drei Teilfunktionen entstehen, die sich im Idealfall ständig in ein Gleichgewicht einpendeln.
Ressourcen (und -verteilung) bilden die wirtschaftliche Ausgangslage, die rechtlichen Grundlagen ordnen das soziale Miteinander und Wissenschaft, Bildung sowie vielfältige Künste gestalten das kulturelle Leben.

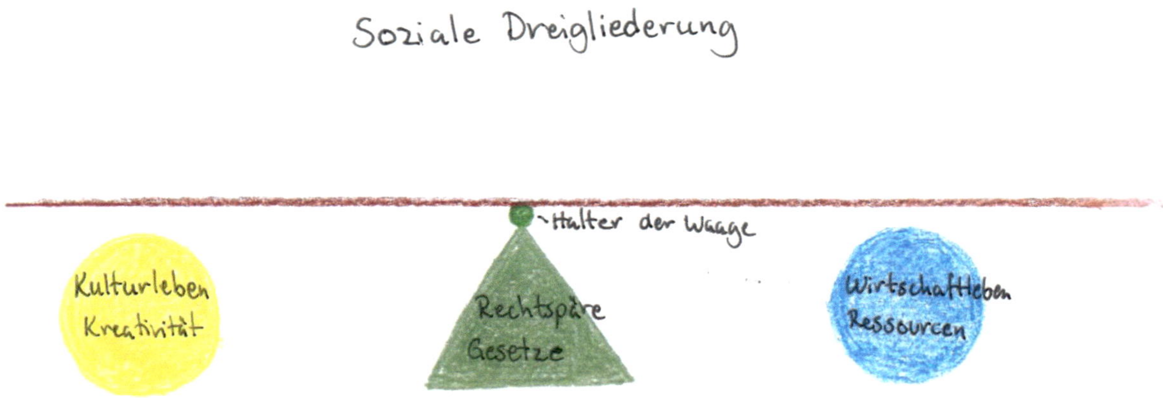

Beim Aspekt Wirtschaft geht es darum, dass die (natürlichen) Ressourcen verantwortungsvoll verwaltet und gerecht verteilt werden. Was produziert wird, sollte nachgefragt sein und dann ge- bzw. verbraucht werden. Es geht darum, Bedürfnisse zu befriedigen und den Interessen aller beteiligten Kräfte nachzukommen. Zur Nachhaltigkeit gehören auch ein ausgeglichener Finanzhaushalt und die Zahlung fairer Löhne.

Im Hinblick auf soziale, rechtliche Aspekte geht es darum, relevante Informationen zu verteilen, Kompetenzen zu nutzen, Kommunikation zu pflegen und Einsatzbereitschaft zu zeigen. Weitere wichtige Faktoren gut funktionierender Organisationen sind Verantwortungsbewusstsein, Fairness sowie demokratische Prozesse auf allen Ebenen.
Zur Kultur einer Organisation zählen ihre Entwicklung und gemeinsame Zielsetzungen, sie sind treibende Kraft für alle Zugehörigen. Auch Werte, Traditionen und Umgangsformen gehören dazu. Wenn mehrere Personen in dieselbe Richtung arbeiten sollen, sind Leitbilder klar zu definieren.
Führungskräfte haben die Aufgabe, dafür zu sorgen, dass Prozesse in ihrer Organisation mit Blick auf Wirtschaft, Rechtslage und gelebter Kultur geprüft und Entscheidungen so getroffen werden, dass sich die drei Bereiche im besten Falle gegenseitig fördern.

Von anthroposophischen Wertvorstellungen ausgehend wollen Initiatoren sozialtherapeutischer Einrichtungen Wohnraum und Beschäftigung für Menschen mit Beeinträchtigungen schaffen. Die meisten Einrichtungen geben vorrangig diesen Zweck in ihrer Satzung als Unternehmensziel an. Ist eine Idee Grundlage einer Einrichtung, haben die Mitarbeitenden als „Tragende“ dieser Idee große Bedeutung.

In Entscheidungsprozessen der Mitarbeiterschaft werden statt mehrheitlicher Beschlüsse Einmütigkeit und Konsens angestrebt. Das kann selbstverständlich nicht in jedem Fall gelingen, so dass manchmal die Leitungsgruppe oder der jeweils Einrichtungsverantwortliche Entscheidungen treffen muss. Verständnis für ihre Beschlüsse erreicht gute Führung bei den Beteiligten, indem sie informiert und klar begründet. Auf diesem Wege wird es für die Mitarbeiterschaft verständlich, transparent und ermöglicht ihr Mitwirkung und Zusammenarbeit.

In so funktionierenden Kollegien übernehmen Mitarbeitende, die sich selbst führen und sich nicht nur auf „die Leitung“ oder äußerlich gegebene Voraussetzungen verlassen, auch Verantwortung. Eine Bedingung ist, stetig an innerer persönlicher Entwicklung zu arbeiten sowie sich gründlich mit Anthroposophie zu beschäftigen. Kompetent eingeschätzte Mitarbeitende können auch Beschlüsse selbstständig fassen. Sie tragen mit ihren Entscheidungen die Idee der Einrichtung. So bekommen Einzelne große „Freiheit in Verantwortung“. Mitarbeitende werden potentiell als zum Erfolg des Unternehmens Beitragende wahrgenommen, aber niemand wird der Beste in allem sein.

Die Kernfrage ist: „Wie schafft man eine starke Organisation, die nicht Initiativkraft und Kreativität ihrer Mitarbeitenden tötet?"

Wichtig ist, dass Mitarbeitende die Idee mittragen und aufgrund ihrer Fachlichkeit wissen, wie Entscheidungen zu treffen sind. Auf diese Weise werden sie zunehmend selbstständiger und erlangen in ihrem Handeln mehr Freiheiten.
Menschen kommen mit unterschiedlichem Kenntnisstand und Erfahrungen in die Arbeit. Neue Mitarbeitende brauchen Kollegen, die ihr Wissen und ihre Erfahrung teilen.

Reflexionsfrage :
Auf welche Weise kannst du zu der Einrichtung beitragen, in der du tätig bist?

Die Einrichtung hängt von Mitarbeitern ab, die mit gestalten und mit ihrem Wissen und ihrer Erfahrung die anthroposophische Idee lebendig halten. Ohne vertiefte Entwicklung anthroposophischer Werte und anthroposophischen Wissens besteht ein Risiko, dass Sozialtherapie austrocknet und zu einer blassen Kopie von dem wird, was sie sein könnte.
Gleichzeitig wird von der Sozialtherapie eine ständige Weiterentwicklung entsprechend dem aktuellen Stand der Wissenschaft über Behinderung, Beeinträchtigungen und soziale Teilhabe gefordert.

Die vier Wesensglieder

Von der Anthroposophie ausgehend besteht der Mensch aus mehr als nur seinem physischen Körper, sondern aus vier Teilen oder Schichten, die miteinander zusammenwirken: physischer Körper, Ätherkörper, Astralleib und das Ich.
Den physischen Körper teilen wir mit allem in der physischen Welt. Das deutlichste Bild eines physischen Körpers kann ein Stein sein. Im Stein geht keine Aktivität vor sich, es sei denn, er ist Einwirkungen von außen ausgesetzt. Regnet es, wird er nass. Scheint die Sonne auf den Stein, trocknet er und wird warm.

Der *physische Körper* des Menschen ist Fleisch und Knochen und alles, was wir sehen und anfassen können. Es ist das Blut, das durch den Körper „gepumpt“ wird, die inneren Organe, Sehnen, Fett und die äußere Haut, die alles umschließt. Dieses Wesensglied teilen wir mit dem Mineralreich, dem Pflanzenreich und dem Tierreich. Das Materielle ist veränderlich, aber innerhalb seiner physischen Ausformung und Begrenztheit – es beginnt nicht mitten im Leben plötzlich ein neuer Arm oder ein neues Ohr zu wachsen.
Menschliche Körper folgen einem gegebenen Muster, auch wenn es Variationen gibt. Wir können Physisches objektiv betrachten: die Augenfarbe, die Körperlänge, die Schuhgröße, die Form des Ohres, wie hoch oder niedrig der Blutdruck ist, wie die Nährstoffumsetzung funktioniert…

Der *ätherische Körper* sind die Lebenskräfte im physischen Leib. Im Unterschied zu einem Stein haben Pflanzen außer dem physischen Leib noch einen Ätherleib. Es gibt eine Kraft, die Pflanzen leben und wachsen lässt. Eine ausgetrocknete Pflanze, die Wasser bekommt, wird nicht einfach nur nass. Sie saugt das Wasser ein und kann nach einer Weile der Schwerkraft trotzen und wieder aufwärts streben. Lebensprozesse in der Pflanze werden also stärker. Der Ätherleib baut auch den physischen Leib in Mensch und Tier auf.

Den *Astralleib*, unser Seelenleben, haben wir mit dem Tierreich gemeinsam. Es wirkt vor allem im rhythmischen System, dem Schlag des Herzens und dem Ein- und Ausatmen der Lungenflügel. Im Astralkörper gibt es auch Triebe, Instinkte, Gefühle wie zum Beispiel Antipathie und Sympathie.

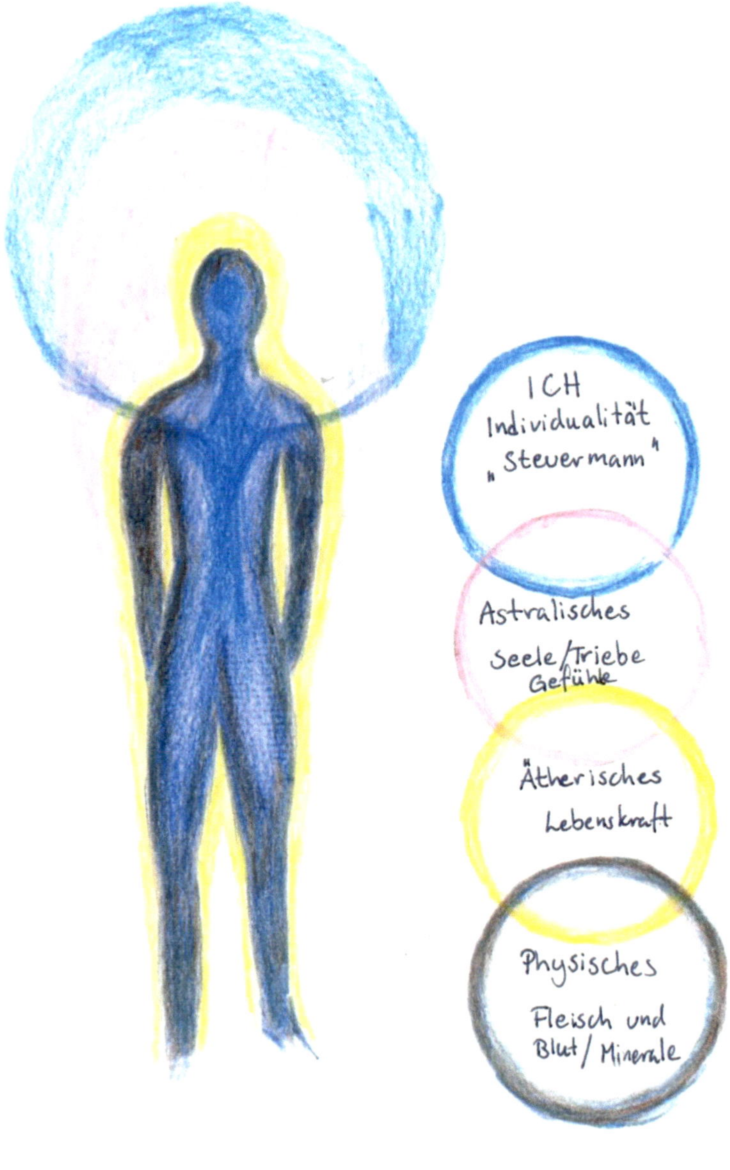
ICH
Individualität
„Steuermann"
Astralisches
Seele/Triebe
Gefühle
Ätherisches
Lebenskraft
Physisches
Fleisch und
Blut/Minerale

Denk an einen Hund, der durstig ist und Wasser zu trinken bekommt. Sein Körper wird durch das Wasser schwerer und der Durst wird gelöscht. Aber man kann auch sehen, dass der Hund schon bevor er Wasser bekommt, reagiert. Er weiß bereits, dass das Wasser auf dem Weg zu ihm ist, wenn sein Frauchen oder Herrchen die Schale holt. Der Astralleib kann im Unterschied zum Ätherleib den Körper verlassen – beispielsweise wenn wir schlafen.

Das vierte Wesensglied ist das *ICH*, das wir nicht mit anderen Erdenlebewesen teilen. Das ICH ist unser innerster Kern und verbindet das Körperliche mit Seelischem und Geistigem. Mit dem ICH können wir über uns selbst reflektieren, kommen zu richtigen Einschätzungen und Urteilen, entwickeln Moral, übernehmen in Freiheit selbst Verantwortung. Ein starkes ICH vermag sich selbst Grenzen zu setzen, wie auch an eigenen Gewohnheiten, zwanghaftem Verhalten und Vorurteilen bewusst zu arbeiten und sie somit zu verändern. Mit dem ICH können wir Begierden im Astralleib zügeln. Um wieder auf das Beispiel mit dem Wasser zurückzukommen: Es kann schwer sein, vorauszusehen, was ein durstiger Mensch macht, wenn sein Zugang zu Wasser begrenzt ist. Vielleicht trinkt er selbst alles aus, aber es kann auch geschehen, dass der Mensch stärker als sein Trieb ist, das Wasser teilt und einem Anderen abgibt. Die Entwicklung des eigenen ICHs unterstützt uns dabei, fähige Sozialtherapeuten zu werden.

Wie lässt sich das im Alltag umsetzen?
Das geschieht auch, indem man sich nach dem Pädagogischen Gesetz richtet, das weiter unten beschrieben wird. Es macht uns bewusst, was wir in uns selbst stärken müssen und gibt uns einen guten Ausgangspunkt, wenn wir an unserer Selbstentwicklung arbeiten.

Reflexionsfragen:
Versuche deinen oder den physischen Körper eines anderen Menschen so objektiv und detailliert wie möglich zu beschreiben.
Wie ist es mit der Lebenskraft/Vitalität in deinem Körper?
Wie ist der Stoffwechsel, Haarwuchs, Wärme?
Welche Triebe erkennst du als die stärksten in dir?
Was ist deine einzigartige Persönlichkeit?

Die Dreigliederung des Menschen

Jeder Mensch ist mehr als nur sein äußerlich wahrnehmbarer Körper. Die Anthroposophie spricht in mehrfacher Hinsicht von einer Dreigliederung des Menschen.
Die drei Anteile Leib - Seele - Geist bilden eine Ganzheit, die größer ist als die Summe der Teile. Ihre unterschiedlichen Drittel hängen nicht nur ineinander, sondern auch jeweils mit den vier Wesensgliedern zusammen.
So beschreibt die anthroposophische Menschenkunde, dass der physische Leib mit dem Ätherleib, die Seele mit dem Astralkörper und der Geist mit dem ICH verbunden ist:

Der Körper und die Lebensprozesse (physischer Körper)
Auch der physische Leib, der alles umfasst, was wir sehen und objektiv untersuchen können, ist dreigegliedert.
Der *Kopf* steht für Ruhe, er ist an seiner Oberfläche hart und im Innern weich. Im Kopf finden sich die Nerven-Sinnes-Funktionen, mit denen das Denken geschieht.
Die beweglichen Gliedmaßen wie Arme, Beine und der untere Teil des Rumpfes sind außen weich und innen durch das Skelett hart. Im Rumpf geschieht ein Teil des Stoffwechsels, der genau wie die beweglichen *Gliedmaßen* in ständiger Bewegung ist. Diese Teile gehören zum Stoffwechsel-Gliedmaßen-System.
Im *Brustkorb* findet sich das rhythmische System mit der Atmung und dem Herzschlag. Hier gibt es sowohl sich der Außenwelt gegenüber Öffnendes als auch die umschließenden Rippen, es ist teils weich und teils hart.
Die hier beschriebene Dreigliederung des Menschen wird am häufigsten in der anthroposophischen Medizin genutzt , um das jeweilige Verhältnis des Nerven-Sinnes-, des rhythmischen sowie des Stoffwechsel-Gliedmaßen- Systems zu analysieren.

Die Seele (das Astrale)
Bezieht man den Begriff der Dreigliederung auf den Menschen geht es am häufigsten um die drei Tätigkeiten der Seele, die das Denken, Fühlen und Wollen des Menschen umfasst. Die Waldorfpädagogik spricht alle Seelenanteile gleichermaßen an und will Kinder, während sie aufwachsen, in diesen drei Beziehungen stärken.

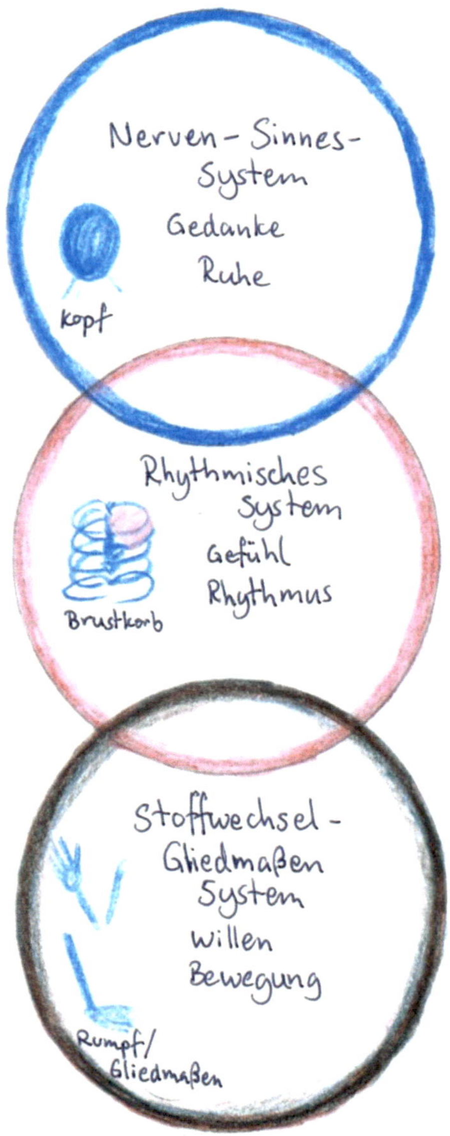
Nerven-Sinnes-
System
Gedanke
Ruhe
Kopf
Rhythmisches
System
Gefühl
Rhythmus
Brustkorb
Stoffwechsel-
Gliedmaßen
System
Willen
Bewegung
Rumpf/
Gliedmaßen

Gedanken, Gefühle und Willen gehören zusammen und müssen in Balance sein. Wir können unsere Gedanken und Gefühle nicht sehen, sie sind unsichtbar. Sie drücken sich aber in unserem Handeln sowie in dem, was wir sprechen oder wollen, aus.
In der Anthroposophie ist Wollen etwas anderes als sich etwas wünschen oder etwas haben wollen – wie man vielleicht denken könnte – sondern meint, etwas mit einer bestimmten Intention auszuführen. Mit unseren Gedanken etwas zu initiieren und es praktisch umzusetzen. Ein starker Wille bringt uns in die Lage, unseren Trieben/unserer Lust bzw. Unlust etwas entgegenzusetzen, Ausdauer zu haben und Dinge zu erledigen – auch wenn sie vielleicht langweilig und mühsam sind.

Der Geist (Das ICH)
Der Geist, das ICH, vermag unterschiedliche Körperprozesse zu beherrschen. Das ICH ist unsichtbar, kann sich aber in dem, wie wir denken und handeln, zeigen. Es ist wirksam in Körper und Seele, kann sich aber auch unabhängig von der physischen Welt mit der geistigen Welt verbinden. In Verbindung mit dem Geistigen kann eine Idee etwas Neues in der physischen Welt schaffen. Eine Offenheit gegenüber Geistigem lässt neue Ideen in uns „landen“ und mit unserem Körper gestalten wir etwas, das wir sehen und anfassen können. Das Geistige schafft das Menschliche im Menschen.
Es wirkt so, dass es eine Welt der Ideen gibt, in der ein und dieselbe Idee viele Menschen gleichzeitig erreichen kann. Die Geschichte der Menschheit lässt erkennen, dass neue Erfindungen oder Hoffnung auf Fortschritt in derselben Epoche an verschiedenen Plätzen in unterschiedlichen Menschen unabhängig voneinander aufgekommen sind.

Die Ganzheit
Die Seele und der Geist brauchen den Körper, um sich auszudrücken. Man könnte sagen, dass der Körper das Instrument ist, die Seele es spielt und der Geist die Noten dazu schreibt. Jeder Teil für sich ist in drei zusammengehörige Anteile gegliedert, die je nach ihren Eigenschaften miteinander verbunden sind:
Der Kopf – im obere Drittel des Körpers – ist Ort des Denkens und der Ruhe, die sich ihrerseits dem Geist zuordnen lassen.
Auch unsere Gedanken haben dreierlei Ausprägung: Sie können körperlich, seelisch oder geistig sein – je nachdem wie und was wir denken. Nur an das gute Essen heute Abend oder nur daran zu denken, die Kinder vom Kindergarten abzuholen, ist außerordentlich physisch. Zu diskutieren,

analysieren und seine eigenen Gedanken zu vertiefen, hängen mit dem Seelischen zusammen. Wenn wir uns in der Meditation öffnen und zum Beispiel über den Sinn des Lebens sinnieren, sind unsere Gedanken auf einer geistigen Ebene.

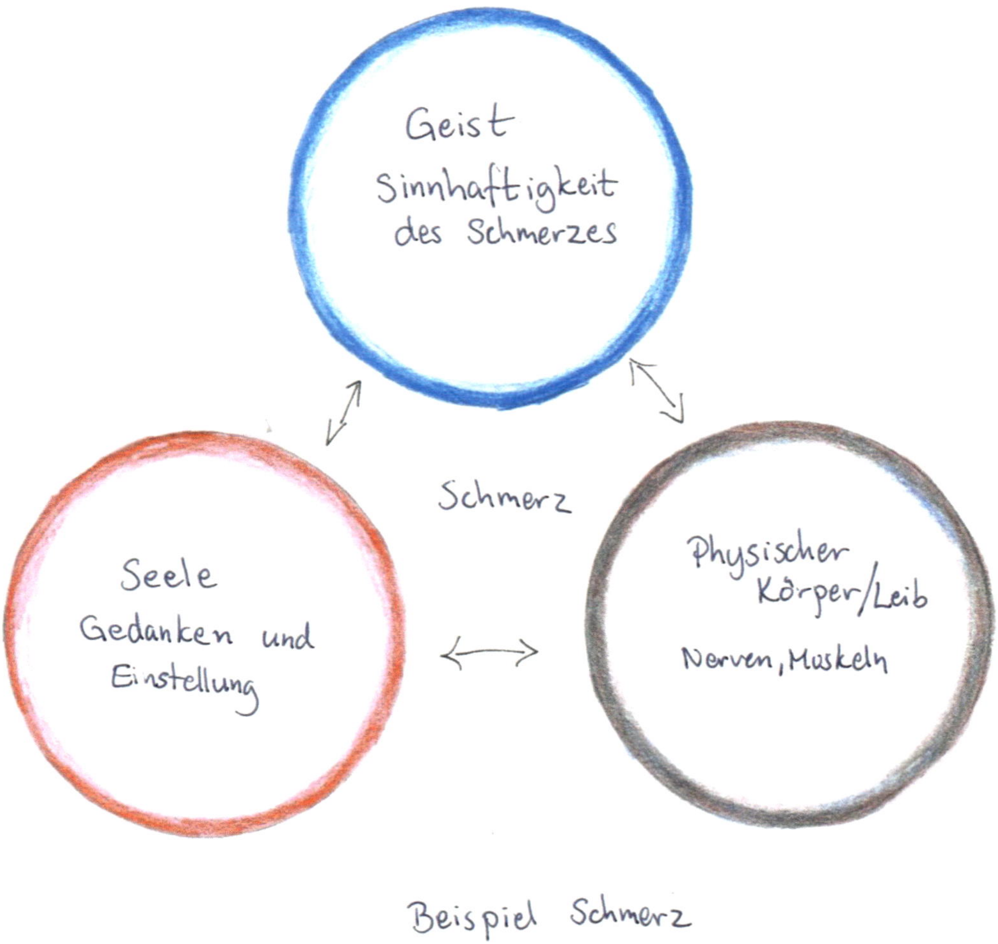

Wie können wir diese Erkenntnis nutzen?

Gedanken, Gefühl und Wille werden in Waldorfpädagogik, Heilpädagogik und Kindererziehung, aber auch in Sozialtherapie oder Selbstentwicklung angesprochen und aktiviert. Ihren Zusammenhang in der kindlichen Entwicklung zu verstehen, ist hilfreich, um zu wissen, was man in der Wachstumsphase tun kann, wenn eine Schwierigkeit/Beeinträchtigung auftritt. Wenn jemand seinen Willen in Kindheit und Jugend nicht ausreichend entwickeln durfte, braucht er als Erwachsener vielleicht mehr praktisches und künstlerisches Gestalten. Wenn jemand sein Gefühlsleben nicht hat entwickeln können, sind künstlerische Therapien und das Einüben von Mitgefühl und Rücksicht sinnvoll, um in Moral und Ethik gestärkt zu werden. Denken lässt sich üben, indem wir sprechen, analysieren und miteinander diskutieren.

Wir können unser Denken, Fühlen und Wollen weiter entwickeln, wenn wir uns bewusst sind, in welchem Bereich wir stärker und in welchem wir schwächer sind. Alle müssen wir daran arbeiten, die eigene Seele und den Geist zu entwickeln. Eine kleine, kurze Einführung dazu kannst du im Kapitel über die Selbstentwicklung lesen.

Auch auf Krankheit lässt sich aus Perspektive der Dreigliederung schauen. Beispielsweise können wir unser Schmerzerleben beobachten: Im physischen Leib sind es Muskeln und Nerven, die uns Schmerzen bereiten. Seelisch-geistig betrachtet geht es um unsere Haltung gegenüber dem, was uns schmerzt. Mit Gedanken können wir einwirken, wie wir Schmerz erleben. Wenn wir einen Sinn oder die Ursache erkennen, warum etwas weh tut, können wir den Schmerz auf geistiger Ebene – gedanklich – beeinflussen (Ritter, 2015).

Reflektionsfragen

Bist du eher ein Gedanken-, Gefühls- oder Willensmensch?

Kannst du erleben, wie dein ICH deine Triebe/Begehren steuert?

Kann ich mir meiner inneren Führung oder meines Lehrmeisters bewusst werden?

Das pädagogische Gesetz

Dass andere Menschen uns beeinflussen, kennen wir wohl alle. Manche schaffen es, dass wir als Mensch besser handeln wollen, andere, dass wir uns innerlich gut fühlen. Mit der einen Person zusammen werden wir mutiger, während wir in der Nähe einer anderen feige werden und uns schlecht fühlen. Bei manchen wirkt es so, als sei ihnen angeboren, wie man pädagogisch oder therapeutisch arbeitet, während das anderen trotz langer Ausbildungen einfach nicht gelingt. Wie wir andere Menschen in unserem Umfeld beeinflussen, geschieht mehr oder weniger unbewusst.
Rudolf Steiner formulierte in seinem Heilpädagogischen Kurs, dass ein Muster erkennbar ist, wenn wir wissen, worauf wir achten müssen. In der Heilpädagogik spricht man vom Pädagogischen Gesetz, das vom Wissen über die vier Wesensglieder ausgeht.
In gewöhnlichen Begegnungen wirken wir auf verschiedene Weise durch unsere Wesensglieder auf den Menschen.
Wenn wir sozialtherapeutisch oder heilpädagogisch arbeiten, können wir bewusst mit unserem eigenen „höheren" Wesensglied auf unser Gegenüber wirken. Das will sagen, dass das *ICH eines Mitarbeitenden auf den Astralleib*, sein *Astralleib auf den Ätherleib* und der *Ätherleib des Mitarbeitenden auf den physischen Leib* des Bewohners/Schülers wirkt. Es ist jeweils das nächst„höhere" Wesensglied, das entsprechenden Einfluss hat (Holzapfel, 2008).

Auch in uns selbst wirken die Wesensglieder jeweils auf das nächstniedere aber auch gleichzeitig im ständigen Fluss „aufwärts und abwärts". Falls ein Glied geschwächt ist, bilden sich Blockaden, die sich in einem der anderen Wesensglieder zeigen können. Beispielsweise kann es sich in einer Schwächung der Lebenskräfte zeigen, wenn wir in unserem Gefühlsleben (Astralleib) durch ein Trauma geschwächt oder blockiert sind. Gleiches gilt aber auch für Ich-Kräfte, so dass wir uns Gefühlsäußerungen anderer Menschen stärker ausgesetzt empfinden. Physische Schädigungen können unsere Lebenskräfte (Ätherleib) beeinflussen, die ihrerseits auf unser Gefühlsleben oder unsere mentale Stärke wirken. Auf die gleiche Weise geht es auch in die andere Richtung. Bildet sich in unserem Gefühlsleben (Astralleib) beispielsweise aufgrund einer Überlastung durch Stress oder Depression eine Blockade, kann das so auf Lebenskräfte und physischen Leib wirken, dass wir Infektionen gegenüber anfälliger und öfter krank werden. Heilpädagogische Aufgabe ist, zu

identifizieren, wo es bei begleiteten Menschen zu Blockaden kommt sowie gleichzeitig die eigenen Wesensglieder zu stärken, um bestmögliche Unterstützung zu geben.
Es ist also das nächsthöhere Wesensglied des Mitarbeitenden, das das jeweilige Wesensglied im Bewohner/im Kind beeinflusst, wenn wir das Pädagogische Gesetz anwenden. Man kann das damit vergleichen, wie ein Arm bewegt wird. Das Ich kann dem Arm nicht direkt befehlen, sich zu bewegen, sondern die Bewegung geht vom ICH aus zum Astralleib, weiter zum Ätherleib und so bewegt sich letztlich der Arm im physischen Leib. Es kann damit verglichen werden, dass die Sonne einen Stein nicht direkt formen kann. Aber die Sonne kann den Kreislauf des Wassers durch ihre Wärme verändern: Wasserdampf steigt auf und wird zu Regen, der Wasserläufe bildet, die mit der Zeit allmählich den Stein abschleifen (Holzapfel, 2008).

In der Sozialtherapie, in der Erwachsene auf Augenhöhe miteinander leben und arbeiten, gibt es auch andere Auffassungen zum Pädagogischen Gesetz, das Steiner vor allem für die Betreuung von Kindern und Jugendlichen formuliert hat. Manfred Menzel sprach vom sogenannten „Umgekehrten pädagogischen Gesetz“, das nach der Wirksamkeit der Gemeinschaft auf den Einzelnen fragt. Die jeweilige Ebene in der Gemeinschaft (physischer Raum, Rhythmen/Zeitgestaltung, Atmosphäre, Begegnungen/Werte) wirken auf das nächsthöhere Wesensglied des Einzelnen (Vortrag Rauher Berg, 2000).

Stärkung des physischen Leibes
Wenn der Körper irgendwelche Funktionsbeeinträchtigungen aufweist, können gesunde Lebenskräfte im Mitarbeitenden die Symptome lindern. Rein praktisch können wir durch echten Humor, durch Lebenslust, einem Erlebnis frohe Stimmung verleihen und darüber zusammen herzlich lachen. Alltäglicher Rhythmus, von uns deutlich gesetzte Routinen, nahrhaftes gutes Essen und Wärme wirken positiv auf das körperliche Wohlbefinden ein.
Mangel an Pflege und Sorgfalt können sich im physischen Leib durch verzögerte motorische oder mentale Entwicklung sowie Gewichtsverlust zeigen. In Studien aus den 1940er Jahren konnte man in einem rumänischen Kinderheim erkennen, dass Kinder, die von ihren Müttern getrennt wurden, diese Symptome sowie auch erhöhte Sterblichkeit aufwiesen. Wenn die Kinder jedoch innerhalb eines Jahres adoptiert oder mit ihren Müttern wieder vereint wurden, hatten sie gute Chancen, sich wieder zu erholen und zu regenerieren.

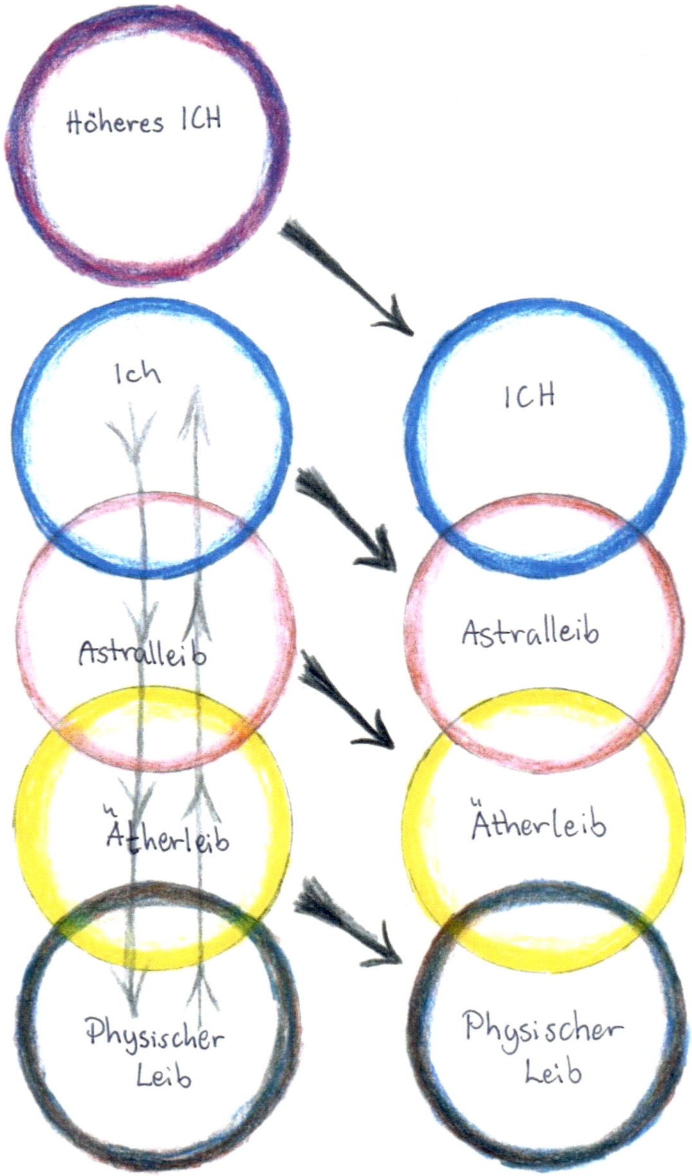
Höheres ICH
Ich
ICH
Astralleib
Astralleib
Ätherleib
Ätherleib
Physischer Leib
Physischer Leib

Stärkung der Lebenkräfte/Ätherleib
Unser Gefühlsleben beeinflusst die Menschen, die um uns herum sind. Sind wir ruhig und harmonisch, steckt das andere an. Das zeigt sich unter anderem in Vorgängen des Stoffwechsels, der Atmung und Körperwärme sowie im Schlaf.
Wir können unsere Seelenkräfte bewusst einsetzen und „objektives" Mitgefühl und Empathie empfinden. Wir sollten nicht jemanden aus bloßer Sympathie bemitleiden oder antipathisch eingestellt sein, sondern gegenüber den Menschen, denen wir helfen wollen, ein empathisches Verhältnis finden. Durch Empathie erfahren wir, was unser Gegenüber fühlt und sie oder ihn auf einer tieferen Ebene verstehen. So können wir uns in seine Situation versetzen und Zuwendung empfinden, ohne selbst in diese Gefühle zu geraten. In solch feiner Wahrnehmungsfähigkeit öffnet sich ein „Kanal“ zwischen Menschen, so dass wir uns intuitiv öffnen und erfühlen, was der andere braucht. Eine Methode, um gemeinsam einen Weg zu finden, wie sich die (ätherischen) Lebenskräfte eines Bewohners stärken lassen – ist, sich miteinander in einer Konferenz aufmerksam der objektiv gegebenen Situation eines Menschen, der es gerade schwer hat, zuzuwenden. Ziel ist es, für den Menschen etwas Gutes zu erreichen.
Im kollegialen Zusammenhang können wir uns gegenseitig helfen, passende Worte zu finden und unsere Erfahrungen miteinander zu teilen. Durch den Prozess geschieht etwas. Am Tag danach kann sich ganz plötzlich gelöst haben, was vorher ein großes Problem war. Die Bewohner:in beginnt, anders zu handeln, die Situation öffnet sich. Vor allem, wenn wir Menschen begegnen, denen es schwer fällt, sich zu äußern, müssen wir Nuancen und Details wahrnehmen und selbstkritisch unterscheiden, was wirklich geschah oder was im eigenen inneren Gefühlsleben vor sich gegangen ist.

Stärkung des Astralleibs
Mit unserem Ich können wir üben, eigene Gefühle anderen gegenüber zu zügeln, so dass wir in entsprechenden Situationen nicht von deren Gefühlsausbruch angesteckt werden. Können wir unsere Gedanken kontrollieren, wirkt das auf unser Gefühl und auf das, was wir tun. Unsere Haltung und unsere Einstellung zu einer Situation wirken auf das Geschehen. Wir verstärken die Wirkung, wenn wir davon ausgehen, dass es *für* unser Gegenüber schwierig und nicht *er* schwierig ist. Beginnen wir etwas mit der Überzeugung, dass es funktionieren wird, erhöhen wir auch die Chancen, dass es tatsächlich gelingt. Vorauszudenken und für unterschiedliche Situationen Handlungspläne zu erstellen, verhilft zu klarerem Denken und Tun. So sind wir im Ich gestärkt und indem

wir mental präsent sind, verbreiten wir Sicherheit um uns, die denjenigen stützt, der seine Gefühle und sein Astrales nicht so beherrscht. Empfindsame Menschen spüren unsere Nähe, die ihnen Geborgenheit gibt. Wenn wir dagegen abgelenkt oder mental nicht „anwesend" sind, entsteht ein Leerraum, der in ihnen ein Gefühl von Chaos auslöst.
Mehr über Menschen zu wissen, denen wir helfen wollen, macht uns in unserem Ich sicherer, so dass wir in der Situation mental stabiler sind. Wenn ich als Mitarbeitende weiß oder auch verstehe, warum etwas so ist, wie es ist, kann ich den Menschen leichter annehmen und mich für ihn engagieren. Auch stärkt es unser Ich, wenn uns ein Gespräch mit anderen veranlasst, unsere bisherige Sichtweise auf eine Situation zu ändern. So begegnen wir denen klarer, die ihren Gefühlen mehr ausgeliefert sind.
Machen wir uns bewusst, dass wir nicht das Gefühl des anderen sind, verschafft uns das den nötigen Abstand. Um Situationen vorzubeugen, in denen sich unser Gegenüber verhakt, kann ich beispielsweise seine Fantasie stimulieren, mit ihm zusammen Geschichten erfinden oder spielerisch in neue Rollen schlüpfen.

Stärkung des ICH

Wenn wir die ICH-Kräfte eines anderen Menschen stärken sollen, brauchen wir die Hilfe unseres höheren ICHs. Ganz konkret kann der Mitarbeitende das ICH des Individuums stärken, indem er die Sprache auf verschiedene Weise anwendet: Worte überdeutlich aussprechen oder die Aussprache sogar leicht übertreiben. Eurythmie üben oder Geschichten erzählen sind hilfreiche Werkzeuge. Moralische Geschichten wie Volksmärchen stärken das ICH, indem sie in Erzählform aufzeigen, was moralisch richtig oder falsch ist. Unser eigenes ICH können wir durch regelmäßige Meditation, in der wir mit unserem höheren ICH in Kontakt kommen, stärken.
Geschickte Sozialtherapeuten/Heilpädagogen streben danach, Blockaden in den unterschiedlichen Wesensgliedern der Menschen, denen sie gegenüberstehen, zu identifizieren, um sich selbst entsprechend als wirksames Werkzeug einzusetzen.
Um zu erkennen, was jeweils für den Einzelnen das Richtige ist, müssen wir unsere Intuition stärken, indem wir uns stetig bewusst weiterentwickeln.
Wie wir an uns selbst arbeiten und uns gegenseitig unterstützen, wirkt sich auf Arbeitsweise und Erfolg aus.

Reflexionsfragen

Kannst du bei dir selbst eine offensichtliche Blockade in einem deiner Wesensglieder identifizieren?

Kannst du bei einem Menschen in deiner Umgebung eine Blockade feststellen?

Kannst du an eine Situation in deinem Leben zurückdenken, die du dadurch ändern konntest, weil du an dir selbst gearbeitet hast?

Die vier Temperamente

Vier Kinder spazieren auf einem Pfad durch den Wald. Plötzlich liegt ein umgefallener Baum im Weg. Das erste Kind kommt hüpfend mit leichten Schritten vorwärts, fast über der Erde schwebend und bewegt seine Füße mit Leichtigkeit. Als das Kind zum Baum kommt, hüpft es einen einfachen Schritt und springt weiter, fast ohne zu bemerken, dass da etwas im Weg liegt. Das ist der Sanguiniker.

Das zweite Kind kommt mit entschlossenen Schritten den Weg entlang. Es strebt mit Selbstsicherheit und Kraft im Sprung nach vorne. Beim Baum angekommen, nimmt es einen dicken Ast und versucht ihn vom Weg wegzuziehen. Es schuftet und müht sich bis ihm der Schweiß herunter perlt. Als der Baum sich nicht bewegen lässt, wird das Kind ärgerlich und tritt nach ihm. Das ist der Choleriker.

Das Kind Nummer drei geht mit träumendem Blick, spaziert auf dem Weg so dahin. Es schaut nach den Blumen am Wegesrain, hört auf das Gezwitscher der Vögel. Vielleicht hat es ein süßes Hefebrötchen für ein Pausenpicknick in seinem Rucksack dabei. Wichtig, nicht hungrig zu werden! Vorn am Baumstamm angelangt, verweilt es eine Weile, überlegt – geht dann gemächlich um die Baumkrone herum und setzt seine Wanderung fort. Das ist der Phlegmatiker.

Das letzte der Kinder schreitet mit schweren Schritten, in Gedanken versunken. Sein Körper wirkt schlaksig und ein wenig gekrümmt, als ob er nicht richtig zu ihm passen würde. Als das Kind am Baum ankommt, sinkt es auf den Stamm nieder und seufzt vor sich hin: „Das ist doch typisch, dass da ein Baum im Weg liegen muss, gerade wo ich entlang gehe. Immer muss mir das passieren." Das ist der Melancholiker.

Die vier Kinder symbolisieren die vier Temperamente, die uns prägen. In jedem der Kinder zeigt sich ein Temperament deutlicher. An der Haltung der vier Kinder lässt sich jeweils erkennen, welches das stärkste ist. Bei Erwachsenen tritt zu dem vorherrschenden Temperament ergänzend ein weiteres deutlich hinzu. Die vier Temperamente sind stark mit den vier Wesensgliedern im Menschen verbunden, was sich in seinem physischen Leib spiegelt.

Der Sanguiniker ist gesellig und entspannt, unbelastet, sich möglicher Probleme eher nicht bewusst. Auf dem Fest ist es der Sanguiniker, der aufmischt und mit jedem redet.

Andererseits kommt es mit ihm nicht zu längeren oder ernsthaften Gesprächen.

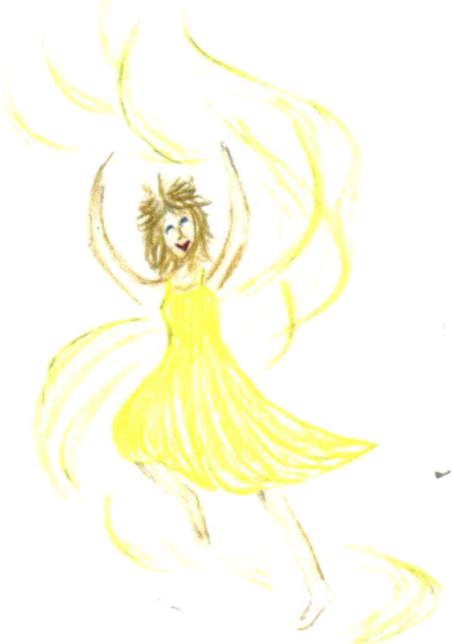

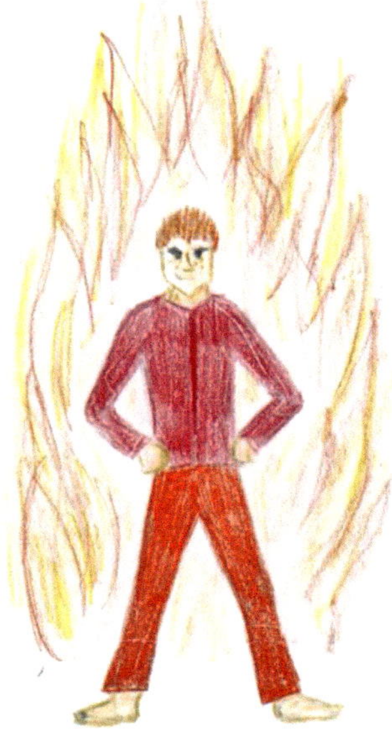

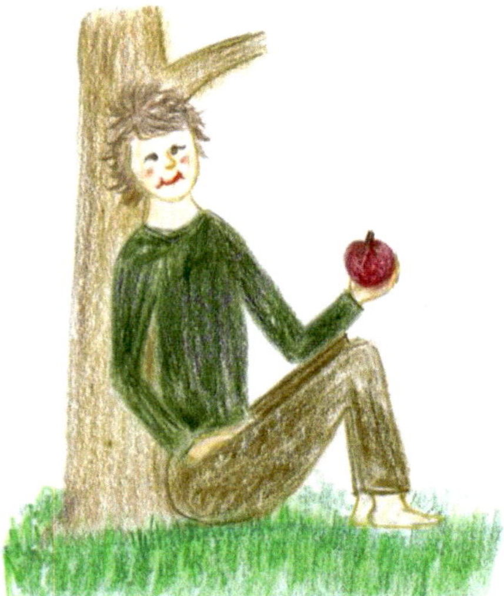

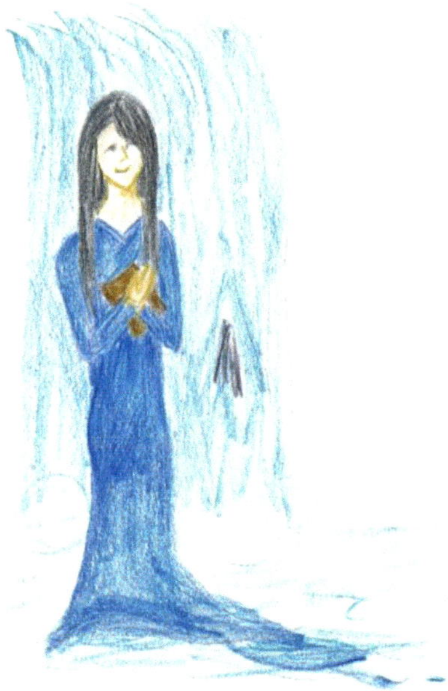

Er ist „Ideenspritze“ und der zündende Funke in der Gruppe, kommt großartig auf neue Projekte, ist aber nicht gleichermaßen gut darin, sie zu Ende zu führen oder auf weite Sicht durchzuhalten.

Der tatkräftige Choleriker will anpacken, Probleme aus der Welt schaffen und hart kämpfen, er kapituliert nicht gleich beim ersten Versuch. Um ihn herum passiert einiges und das mit Kraft, in hitzigen Streitgesprächen gibt er nicht nach. Es kommt leicht zu Widerspruch, wenn andere nicht gleicher Meinung sind.
Der Phlegmatiker nimmt das meiste mit Gleichmut. Er vermag längere Zeit an offensichtlich langweiligen Aufgaben zu arbeiten und hat die Geduld, weiter und immer weiter zu machen. Allerdings kann es manchmal zu verträumt sein und plötzliche Veränderung ist nicht willkommen. Phlegmatiker sind nicht so leicht aus der Balance zu bringen. Auch wenn sie ab und zu aufgeweckt werden müssen.

Der Melancholiker lebt in seiner eigenen Gedankenwelt, sinniert und analysiert, manchmal ein bisschen übertrieben und tendenziell zu schwermütig. Er vermag den Dingen in der Tiefe nachzugehen und kann auch anderen Menschen wirklich zuhören.
Das Temperament erkannt zu haben, lässt uns verstehen, wie eine Person „tickt" und was ihr leicht oder schwer fällt.
Es ist spannend, sich des eigenen Temperaments bewusst zu sein, um zwischen den verschiedenen Anteilen und Eigenschaften ein gutes inneres Gleichgewicht zu schaffen.

Reflexionsfragen
Welche/Welches Temperament erkennst du am stärksten in dir?
Kannst du Personen in deiner Umgebung identifizieren, die starke Züge eines der Temperamente haben? Welches?

Punkt und Kreis

Im Heilpädagogischen Kurs geht Rudolf Steiner von einem Punkt- und Kreis-Konzept aus. Vereinfacht ausgedrückt geht es um Konzentration/Zusammenziehen in einem Punkt und Erweiterung/Ausdehnung zu einem Kreis:
Denke dir einen Punkt, der in eine zentrierte Form so verengt wird, dass er nicht mehr sichtbar oder messbar ist. Wenn der Punkt nicht noch enger konzentriert werden kann, setzt sich die Bewegung in sich fort und beginnt sich wieder auszuweiten.
Das Gleiche geschieht mit einem Kreis, der sich so weit in das Unendliche ausweitet bis sein Rand groß genug wird, dass er zur geraden Linie wird. Setzt sich die Bewegung fort, kehrt sich die Richtung um. Das Innere des Kreises ist nun zu seinem Äußeren geworden und zieht sich wieder zu einem Punkt zusammen. Das Innere des Kreises wird das Äußere und umgekehrt.
In der Sozialtherapie und Heilpädagogik arbeitet man bewusst damit, dass wir Menschen Tendenzen zu Punkt oder Kreis in uns haben. Einige „klammern" sich am Punkt fest, neigen dazu, introvertiert und verkrampft zu werden, während andere in die Umgebung „ausfließen" und es schwer haben sich abzugrenzen. Man kann sehen, dass der Mensch Tendenzen in eine Richtung hat und diese je nach Tageszeit sogar unterschiedlich stark ausgeprägt sind. Am Morgen sind wir stärker fokussiert, wach und der Umwelt gegenüber aufgeschlossener (Punkt-Tendenzen), während wir am Abend offener und „ausschweifender" (Kreis-Tendenzen) sind. Geht es zu weit in eine Richtung, kommt es zu ungesunden Einseitigkeiten. In Zwänge zu verfallen, ist die Extremform der Punkt-Tendenz, während Überempfindlichkeit oder innere Unruhe/Angstzustände Kreis-Tendenzen sind.
Im Gesunden gibt es einen ständigen Wechsel zwischen den Extremen. Manchmal aber hakt man in einem Extrem fest und braucht Unterstützung, um sich davon zu lösen und den Rhythmus wiederzufinden. Das Ziel ist nicht, das entgegengesetzte Extrem anzustreben, sondern Bewegung bzw. einen Wechsel und Rhythmus zwischen den Polaritäten zu erreichen. Sieh es wie einen Pendelschlag, der immer weiter ausschwingen soll... Die Bedeutung des Rhythmus zeigt sich auch, wenn es um den Schlaf geht: Je deutlicher das morgendliche Wachwerden gelingt, desto leichter fällt es, am Abend einzuschlafen.

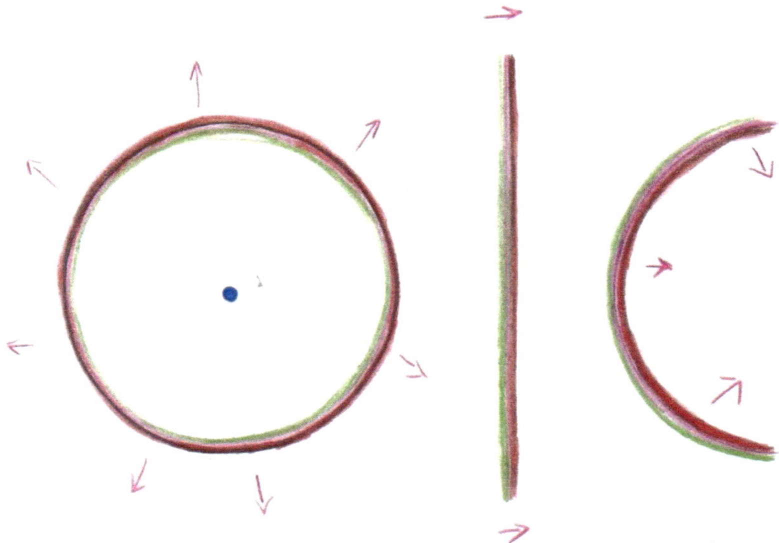

Der Kreis dehnt sich soweit nach außen aus, dass er eine Krümmung in die entgegengesetzte Richtung bildet.

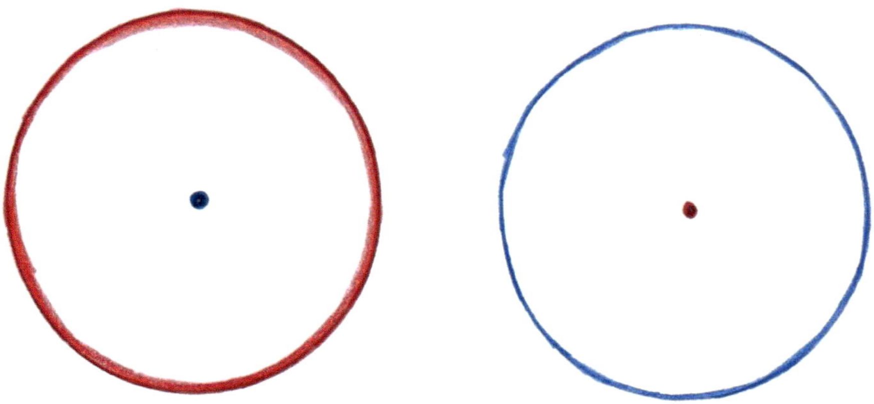

Kreis und Punkt / Punkt und Kreis

Die Punkt-Tendenz umfasst:
Gedächtnis/Aufwachen/Ruhe

Kreis-Tendenzen sind:
Vergessen/Einschlafen/Bewegung

Reflexionsfragen:
Spüre nach, ob du an dir selbst einen Unterschied zwischen Morgen und Abend merkst!
Hast du eher mehr Punkt- oder mehr Kreistendenzen in dir?

Polaritäten menschlicher Konstitutionstypen

Das Konzept von Punkt und Kreis ist auch zur Charakterisierung bzw. zum Verstehen der von Steiner im Heilpädagogischen Kurs aufgeführten Konstitutionstypen hilfreich.
Steiner beschrieb u.a. die Krankheitsbilder „hysterisch“ und „epileptisch" veranlagter Kinder.
Beim „Hysteriker“ sei die Tendenz mehr kreisartig nach außen gerichtet, beim „Epileptiker“ mehr punktartig nach innen gestaut. Heute werden die von Steiner geprägten Bezeichnungen heilpädagogischer Krankheitsbilder (epileptisch – hysterisch) durch Polaritäten beschreibende Begriffe wie „übermäßig gestaut/introvertiert/sich verschließen“ bzw. „zu stark ausfließend/extrovertiert/sich verlieren“ ersetzt (Martin Niemeijer, 2004). Wir alle neigen mehr oder weniger zu einer der beiden Ausprägungen. Kein Mensch ist in perfekter Balance. Weicht sie aber zu weit in eine Richtung ab, wird es problematisch.
Dir deiner eigenen Konstitution oder der deiner Mitmenschen bewusst zu sein, hilft Verhaltensweisen der Menschen oder wie sie ihrer Umgebung begegnen, zu verstehen.
Vereinfacht kann man sagen, dass ein „hysterischer“ Mensch einen zu durchlässigen Filter hat, der zu viel aus seiner Umgebung hereinlässt. Der des „epileptischen“ lässt hingegen zu wenig herein. Durch verschiedene künstlerische Therapien kann der Therapeut dabei helfen, die Einseitigkeit zu harmonisieren, um der Mitte näher zu kommen. Das muss dann aber viel geübt werden.

Eine „hysterische“ Konstitution zu haben ist so, als säße man schutzsuchend in einem Sieb. Das reicht keineswegs als Schutz, alles fließt hindurch. Die Haut fühlt sich zu dünn, zu empfindlich an, man ist gleichsam wie hautlos. Alle Gefühle, die du in Menschen deiner Umgebung wahrnimmst, gehen geradewegs wie durch ein Sieb in dich hinein. Dass Dinge „unter die Haut gehen“, ist eine Redewendung, die „hysterisch“ veranlagte Menschen beschreibt. Sie sind empfindlich und ihre Schutzlosigkeit gegenüber den Gefühlen anderer lässt sie gut ihre Umgebung „ablesen“. Ein in diesem Sinne „dünnhäutiger“ Mensch empfindet Stimmungen und Gefühle, er kann sie kaum abschalten. Das kann zur Tendenz führen, nervös zu werden und stark auf äußeres Geschehen zu reagieren. Auch was sie oder er innerlich fühlen, zeigen sie ungeschützt nach außen.
Im Zusammenhang mit einer solchen Konstitution treten häufiger Ekzeme oder Hautprobleme auf. Wichtig ist, so veranlagte Menschen ernst zu nehmen und ihnen zu helfen, ihre Gefühle zu

kontrollieren. Veränderung erschrickt sie – darum ist gut, diese schrittweise in angepasstem Tempo zu vermitteln.

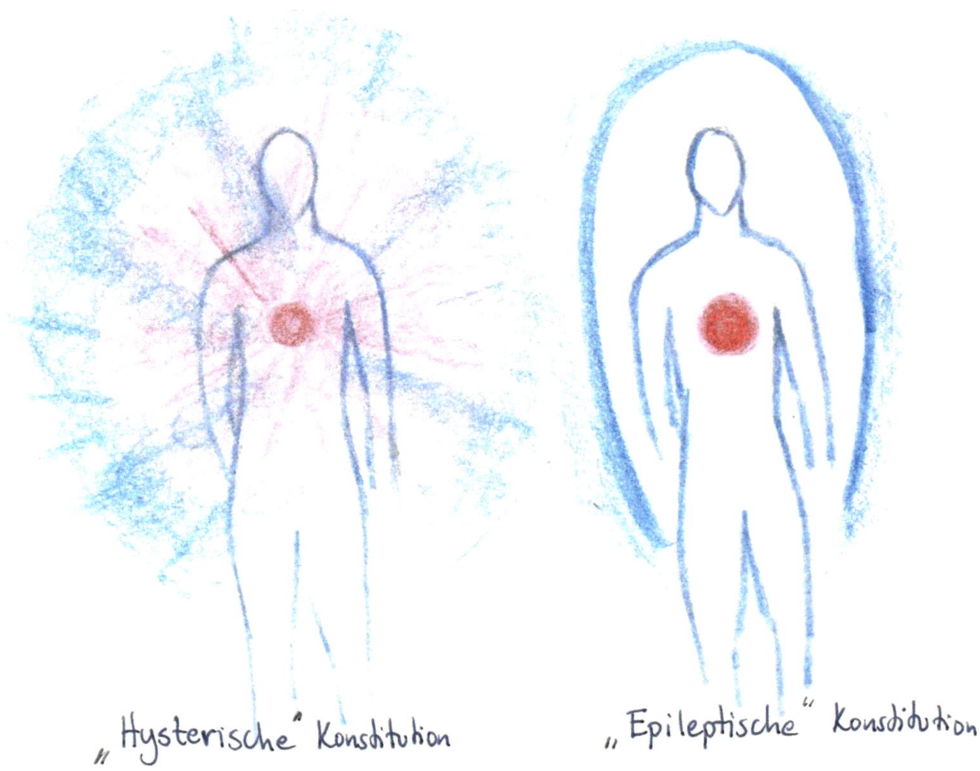

Eine als „epileptisch" bezeichnete Konstitution fühlt sich an, wie emotional in einem total dunklen Raum oder in einer Glaskugel eingesperrt zu sein. Es fällt schwer, die Gefühle anderer Menschen zu lesen oder herauszufinden, was man in sich selbst spürt und anderen das zu vermitteln.

Ein außenstehender Betrachter kann annehmen, dass „epileptisch“ konstituierte Menschen unempfindlich und gefühllos seien, aber es ist eigentlich das Unvermögen, Gefühle mitteilen oder bei anderen erkennen zu können. Dies kann an einer sich in ihm aufbauenden Spannung liegen, die sich in epileptischen Anfällen entlädt. Dem schließt sich eine Phase der Entspannung an.
Plötzliche Veränderungen können manchmal dazu verhelfen, Spannungen aufzulösen. Ein richtig herzlicher Lachanfall oder ein Gefühlsausbruch haben auch einen erlösenden Effekt. Personen mit epileptischer Konstitution sind fähig, sich sehr gut zu fokussieren und haben meist kein Problem mit Veränderungen.
So konstituiert zu sein, bedeutet nicht unbedingt, epileptische Anfälle in irgendeiner Form zu bekommen, sondern meint eher eine Tendenz im Zusammenspiel der Wesensglieder.

Reflexionsfragen:
Bist du – konstitutionell im Sinne des HPK gesehen – eher „hysterisch“ oder mehr „epileptisch“?
Kennst du jemanden mit extrem „epileptischen“ Zügen?
Kannst du dir eine Person mit stark „hysterischer“ Veranlagung vorstellen?

Die zwölf Sinne

Sehen, Hören, Schmecken, Riechen und Fühlen sind die Sinne, die uns am bekanntesten sind. Rudolf Steiner fand durch seine Forschung aber heraus, dass der Mensch zwölf Sinne hat und diese eine Ganzheit bilden. Keiner dieser Sinne arbeitet unabhängig von den anderen, sondern sie hängen miteinander auf unterschiedliche Weise zusammen. Ausgehend von dem, was die Sinne uns vermitteln, verschaffen wir uns ein Bild unserer Umwelt.

Die zwölf Sinne können in drei Gruppen geordnet werden:

- Hörsinn, Sprachsinn, Gedankensinn und ICH-Sinn wenden sich der Außenwelt zu (Denken).
- Durch Geruchs-, Geschmacks-, Seh- und Wärmesinn begegnet man sich selbst in der äußeren Welt (Gefühl).
- Tastsinn, Lebenssinn, Eigenbewegungssinn und Gleichgewichtssinn bilden die dritte Gruppe der Sinne, die den eigenen Körper wahrnehmen (Willen).

Die Sinne können auch als Polaritäten gesehen werden, in der ein Sinn jeweils mit einem anderen zusammenarbeitet, um sich selbst weiter auszubilden.

Der *Tastsinn* breitet sich über die gesamte Haut aus und sitzt in dünnen Nervensträngen unter der äußersten Hautschicht. Berührungserfahrungen sind nach innen gerichtet. Der Tastsinn arbeitet mit dem Gleichgewichtssinn zusammen, um die Lage unseres Körpers wahrzunehmen, also wie wir sitzen, stehen oder liegen. Der Berührungssinn lässt uns das eigene ICH erleben. So kneifen wir uns in Momenten, in denen wir plötzlich überwältigt sind, in den Arm, um ein Gefühl dafür zu bekommen, dass ich es bin, die das gerade erlebt.

Der *Lebenssinn* hängt mit dem generellen Gefühl zusammen, sich wohl, unwohl und alle Stufen eigener Befindlichkeit zu fühlen. Mit diesem Sinn erleben wir Hunger, Schwierigkeiten beim Atmen, Müdigkeit oder auch mehr allgemein empfundenes Durchhängen. Wie bewusst wir uns dieses Sinnes sind, variiert. Er lässt uns unsere Existenz spüren.

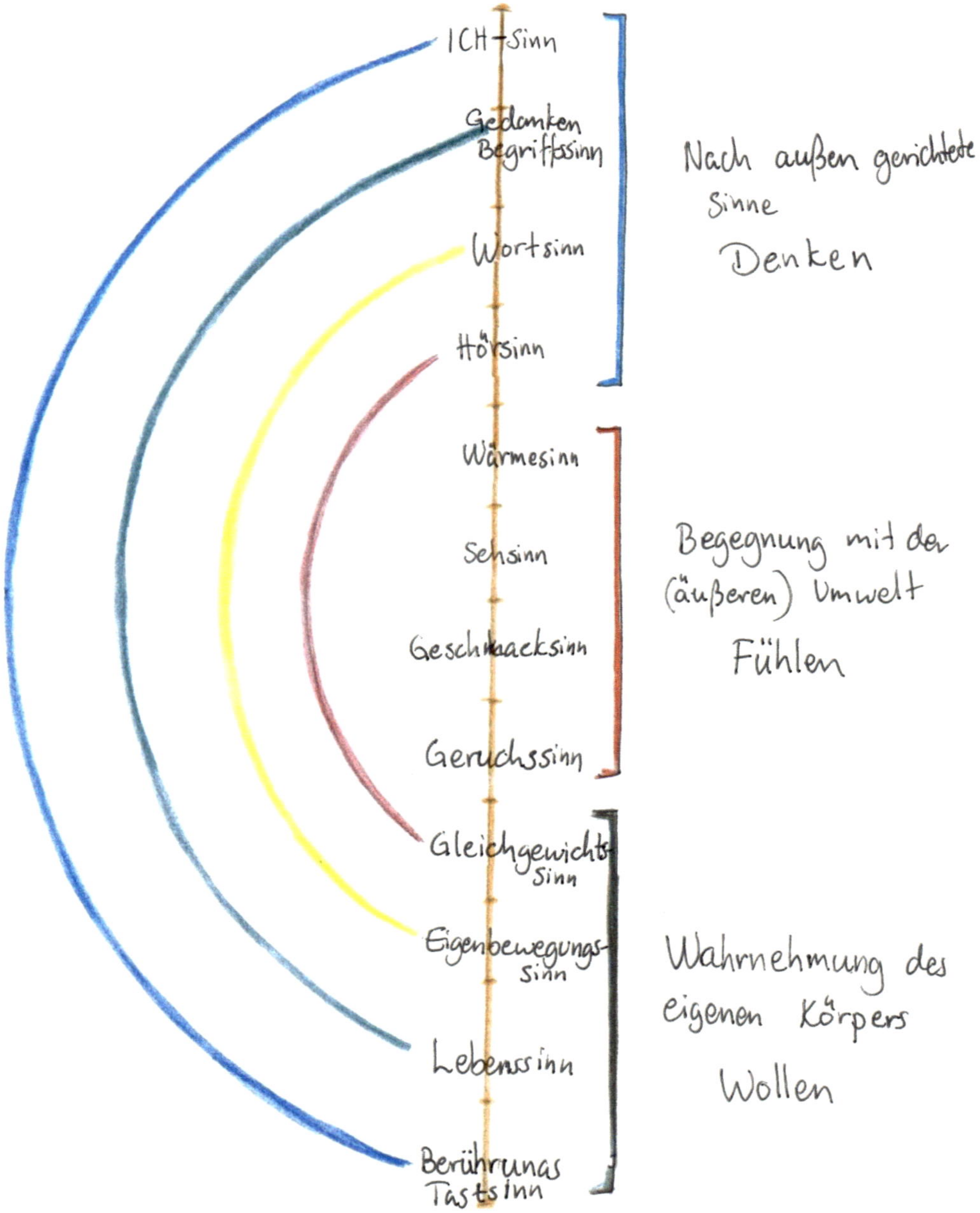
ICH-Sinn
Gedanken Begriffssinn
Wortsinn
Hörsinn
Wärmesinn
Sehsinn
Geschmacksinn
Geruchssinn
Gleichgewichts-Sinn
Eigenbewegungs-Sinn
Lebenssinn
Berührungs Tastsinn
Nach außen gerichtete Sinne
Denken
Begegnung mit der (äußeren) Umwelt
Fühlen
Wahrnehmung des eigenen Körpers
Wollen

Der *Eigenbewegungssinn* kann uns unsere Bewegungen bewusst machen. Er kann durch künstlerische Ausdrucksformen trainiert werden. Ein harmonisch arbeitender Eigenbewegungssinn bewirkt, dass wir uns ohne sichtlich wahrnehmbare Anstrengung bewegen. Funktioniert er nicht, werden wir in unseren Bewegungen plump, steif oder vielleicht spastisch.

Der *Gleichgewichtssinn* ermöglicht, dass der Körper seine Lage im Verhältnis zur Horizontalen spürt. Wenn wir stürzen oder Achterbahn fahren, sind wir uns des Gleichgewichtssinns extrem bewusst. Seine Störungen können Schwindel bewirken und werden als sehr unangenehm erlebt. Deutlich wird das, wenn wir seekrank werden und unser Gleichgewichtssinn außer Balance gerät.

Der *Geruchssinn* des Menschen ist organisch gesehen ziemlich einfach aufgebaut, kann aber die Vielzahl der Düfte um uns herum unterscheiden. Gerüche können auch Gefühle und weit zurückliegende Erinnerungen wachrufen. Der Geruchssinn verbindet uns mit der uns umgebenden Welt.

Der *Geschmackssinn* sitzt in Mund, Schleimhäuten und in der Zunge. Er hängt stark mit dem Geruchssinn zusammen. Mit „unverdorbenem" Geschmackssinn können wir spüren, was für unsere Gesundheit gut oder schlecht ist und was unser Körper (eigentlich) braucht. Künstliche Süßstoffe und chemisch hergestellte Geschmacksverstärker können den Geschmackssinn genau wie übertriebener Genuss von Süßigkeiten in der frühen Kindheit beeinträchtigen.

Der *Sehsinn* ist eine bewegliche Sinnesfunktion unserer Augen. Er gibt uns ein dreidimensionales Erlebnis der uns umgebenden Welt. Farbe und Form, Entfernungen und Raumverhältnisse. Wir sehen nicht nur Farben als solche, sondern nehmen auch die Gegenfarbe wahr: So sehen wir, wenn wir länger auf ein Objekt und dann auf eine weiße Wand schauen, die entsprechende Komplementärfarbe.

Der *Wärmesinn* hilft uns unsere Körpertemperatur, Außentemperaturen der Luft oder von Dingen in unserem Umfeld wahrzunehmen. Je nach unserer eigenen Körpertemperatur empfinden wir etwas als warm oder kalt. Der Wärmesinn gehört zu den mit dem Gefühl verwandten Sinnen.

Der *Hörsinn* kann durch seine Konstruktion Schwingungen und Vibrationen aus der Bewegung aufnehmen. Laute, Klänge, Töne und Sprachlaute können wir hörend auffangen. Durch konzentriertes Zu- oder Weghören können wir „regeln“ was wir hören. Menschen können auch harmonische Klänge schaffen, die als Musik wahrgenommen werden.

Der *Wortsinn* bewirkt, dass wir aus einem Gewirr von Klängen und Lauten Sprache heraushören können. Der Hörsinn allein ergibt keinen Sinn für Sprachlaute. Schon frühzeitig in ihrer Entwicklung bilden Kinder Laute und Sprachverständnis aus. Sprache ist kulturbildend. Durch sie können wir geistige und seelische Inhalte erfassen und miteinander teilen. Der Sprachsinn ist mit unserem Vorstellungsvermögen verwandt.

Beim *Gedanken- oder Begriffssinn* handelt es sich darum, dass wir durch all unsere Sinne Gedanken anderer Menschen „lesen“ können. Durch Äußerungen, Blicke oder Körpersprache bekommen wir einen Eindruck von dem, was der andere denkt. Unsere Begriffe helfen uns, die Welt um uns herum zu verstehen und zu erklären.

Der ICH-Sinn, der vom Kopf in den Körper ausstrahlt, lässt uns das eigene sowie das ICH anderer Menschen wahrnehmen und verstehen. Mittels des ICH-Sinns kann ich mehr oder weniger ausgeprägt mich selbst, das Innenleben meines Gegenübers und mich im Verhältnis zum anderen erleben.

Reflexionsfragen:
Wenn du dich hinsetzt und selbst beobachtest: Welcher Sinneswahrnehmungen kannst du dir währenddessen bewusst werden?
Bemerkst du einen Unterschied, ob es um dich herum still und ruhig oder laut und lebhaft ist?

Reinkarnation und Karma

In der Anthroposophie wird Reinkarnation als eine Tatsache betrachtet, die bedeutet, dass das ICH immer und immer wieder neu geboren wird. Der Tod ist nicht das Ende, sondern das Leben setzt sich in anderer Dimension in der geistigen Welt fort. Das ICH bearbeitet das Leben, das wir gelebt haben nach und zeichnet die Wegrichtung für das kommende Leben vor. Wir können davon ausgehen, dass wir nicht menschliche Wesen mit geistigen Erlebnissen, sondern geistige Wesen mit menschlichen Erfahrungen sind. Der anthroposophische Schulungsweg gibt dem Menschen eine Möglichkeit, sich bewusst mit der geistigen Welt zu verbinden.
Die Idee der Reinkarnation gilt gemäß Rudolf Steiner nicht nur für jedes einzelne Individuum, sondern auch umfassend für die Menschheit auf der ganzen Welt, die sich in Zyklen weiterentwickelt.

Um in einer sozialtherapeutischen Einrichtung zu arbeiten, muss man nicht an Reinkarnation glauben, aber sie für möglich zu halten, öffnet neue Dimensionen. Vielleicht ist man ein wenig demütiger, wenn man einem anderen Menschen begegnet und sich denkt: In einem anderen Leben könnte ich in einer ähnlichen Situation sein. Auch vom Karmagedanken ausgehend ergibt es vielleicht einen höheren Sinn, dass gerade wir zwei uns begegnen.

In groben Zügen betrachtet, geht der Gedanke der Reinkarnation davon aus, dass sich unsere Seele und unser Geist – vor ihrem Geborenwerden auf der Erde – für die Intention entscheiden, die sie mit ihrem kommenden Leben verfolgen wollen: Bestimmte Eigenschaften zu entwickeln? Bestimmten Menschen begegnen, um dies zu schaffen? Entsprechend dieser Idee gibt es in mir vor der Geburt eine Ahnung, was ich in diesem Leben erreichen will und welche wichtigen Personen größeren Einfluss haben werden. Eine Ahnung von meinem Karma also. Wenn wir dann geboren werden, erinnern wir uns nicht mehr daran. Aber Menschen, denen wir begegnen und Herausforderungen, auf die wir treffen, leiten uns, wenn wir ihnen gegenüber offen sind. Das Leben auf der Erde hat eine Bedeutung, weil wir Erfahrungen im physischen Körper machen und so (neue) Eigenschaften entwickeln können. Von dieser Basis ausgehend haben wir in jeder Situation dennoch immer freie Wahl, wie wir uns gegenüber dem Geschehen um uns herum verhalten. Entscheidungen, die wir im Leben treffen, beeinflussen auch, was uns zukünftig geschieht.

Krisen, in die wir geraten, können ein noch mächtigeres Werkzeug unseres Karmas sein und uns einsehen lassen, was wir ändern oder lernen müssen.
Durch die immer wieder aufs Neue stattfindende Wiedergeburt ist unser Schicksal nicht nur an Menschen gebunden, denen wir gegenwärtig begegnen, sondern es bilden sich auch auf höherer Ebene Zusammenhänge.
Wir treffen auf Menschen, von denen wir etwas lernen (können), andere begegnen uns und können von uns lernen. Es geht dabei nicht um Faktenwissen, sondern wir erwerben (Selbst)-Erkenntnisse. Beispiel: Wir begegnen einer Person, die uns verärgert. Vielleicht lernen wir, das Anderssein von Menschen zu akzeptieren oder ihnen gegenüber unsere eigene Integrität zu schützen.
Karma kann auch heißen, dass wir in Situationen geraten, die nicht so gut für uns laufen. Vielleicht können wir sie nutzen, um zu lernen, mit Schwierigkeiten auf andere Weise umzugehen oder Entscheidungen anders zu treffen, um zukünftig nicht wieder vor demselben Problem zu stehen.

Biografie

Unser Leben kann in Perioden von jeweils sieben Jahren betrachtet werden, die eine gewisse Ausrichtung und Gesetzmäßigkeit in sich haben. Nicht genau an unserem Geburtstag geschieht etwas ganz Neues, sondern für manche tritt der Übergang in einen neuen Lebensabschnitt eher, für andere später ein. Neben der Gliederung in Jahrsiebte ergeben sich im Leben durch den Lauf des Mondes um die Erde Konstellationen, die Mondknoten genannt werden. Diese ereignen sich ungefähr im Alter von 18½, von 37 und von 56 Jahren. Wenn wir dafür offen sind, gewinnen wir in diesen Phasen vielleicht neue Einsichten. Im Alter von rund 18 Jahren kommt die Zeit, in der wir entdecken können, was wir mit unserem Leben eigentlich machen wollen.

Blicken wir auf unser Leben zurück, können wir etwas über uns selbst lernen. Wir können uns ansehen, woran wir uns erinnern und darüber nachdenken, warum wir uns ausgerechnet daran erinnern. Oder wir schauen, ob wir Gesetzmäßigkeiten entdecken, die erklären, warum unser Leben gerade so verlaufen ist.

Gibt es Menschen, die einen bedeutsamen Einfluss auf mein Leben hatten? Welche Begegnungen haben die Entscheidungen beeinflusst, die ich in meinem Leben getroffen habe?
Sich auf die Biografie zu besinnen, wird sich von Mal zu Mal unterscheiden, je nachdem an welchem Punkt du in deinem Leben gerade stehst.

Der Lebenslauf kann veranschaulicht werden, indem wichtige Ereignisse als Biografiekurven, wie im Folgenden abgebildet, skizziert werden. Darin lassen sich wiederholende Muster, hervorstechende Ereignisse oder Wendepunkte erkennen.

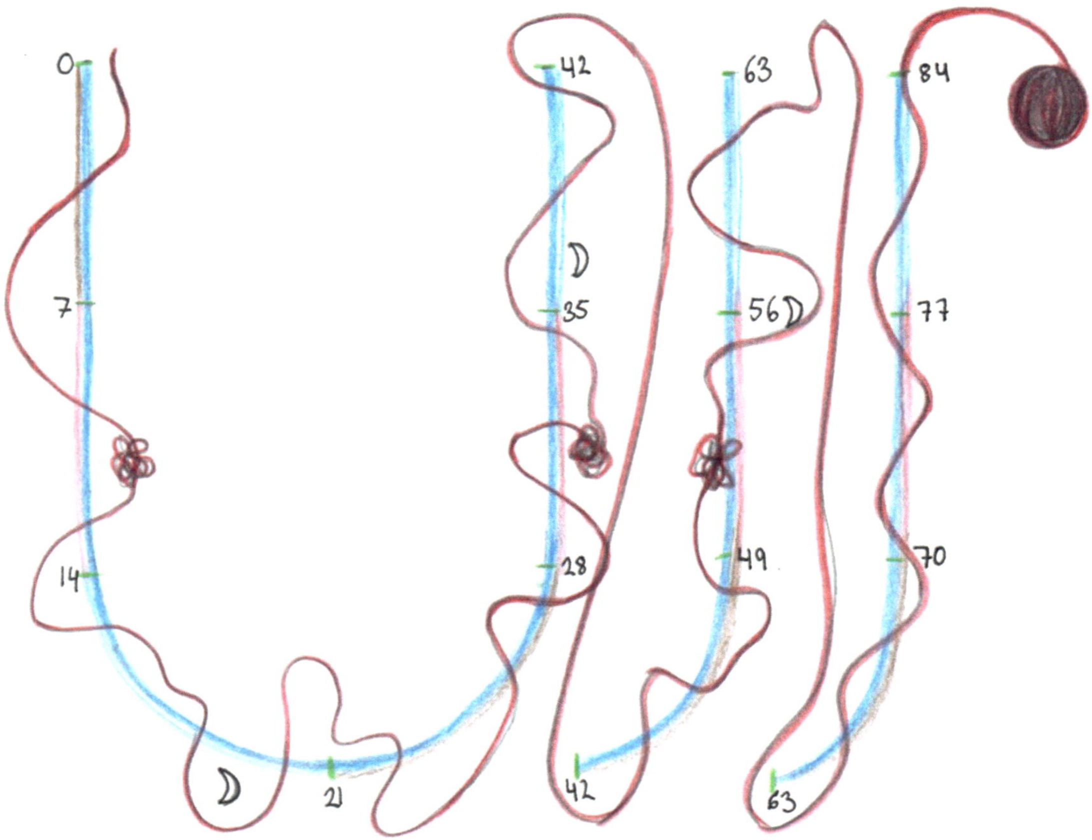

Die Jahrsiebte

0-21 Jahre

0-7 Jahre: Phase von Willensimpuls und Neustart – der Körper und motorische Fähigkeiten werden entwickelt

Die ersten sieben Jahre bilden den Grundstein für unseren physischen Körper, aber auch ein Fundament für unsere Beziehungen zu anderen Menschen. Innere Sicherheit kann im Verhältnis zu den nächsten Familienangehörigen gegründet werden.

Im Alter von ungefähr drei Jahren beginnt das Kind sich selbst als Individuum wahrzunehmen und „ich will" zu sagen. Entscheidend ist in dieser Phase die Entwicklung des Gehirns, das idealerweise Fantasie und eigene Bilder schöpfen darf ohne schon intellektuell überfordert zu werden. Für den sich entwickelnden Willen ist das, was wir als begleitende Erwachsene *tun*, wichtiger als das, was wir *reden*. Weder Denken noch Gefühlsleben sind schon weit genug entwickelt, um Abwägungen oder Beurteilungen zu treffen.

7-14 Jahre: Phase von Rhythmus, Harmonisierung und Balance

Diese Lebensperiode ist durch Entwicklung von Kreativität und Gefühlsleben geprägt. Die Grundlage ist gelegt um fähig zu sein, die Schule zu besuchen. Kinder knüpfen mehr und mehr eigene Beziehungen außerhalb ihrer Familie. (Waldorf-)Schule fokussiert Bildung darauf, dass Kenntnisse durch Erleben und Geschichtenhören erworben, Kreativität durch Schreiben, Malen und Erzählen zum Ausdruck gebracht werden kann. Das Gefühlsleben entfaltet sich weiter und verknüpft Lernen mit künstlerischen Aktivitäten und Rhythmen. Das Kind lernt durch Erzählungen, Bilder und praktisches Üben.

14-21 Jahre: Pubertät und Heranwachsen (Adoleszenz), Auflösung und Infragestellen – starke Gefühle

Die Heranwachsenden lassen ihre Kindheit hinter sich und kommen in die Teenagerjahre. Intellektuelle Denkfähigkeiten werden geweckt und geschärft. Der Körper verändert sich durch bzw. während der Pubertät. Das Gehirn macht „Entwicklungssprünge". Man wird reif und reifer der Welt zu begegnen und Verantwortung zu übernehmen. Nun entwickeln Jugendliche eigenes Gedankenleben. Sie sind damit in der Lage , auch durch intellektuelles Denken zu lernen. Diesen

Prozess zu massiv anzutreiben oder etwa mit zu starker Intellektualisierung zu früh einzusetzen, bewirkt auf lange Sicht kein besseres Resultat.

21-42 Jahre

21-28 Jahre: Erobern der Lebensgrundlage, Lehr- und Wanderjahre
Es ist eine Zeit, die Welt zu erkunden, ins Leben zu wandern. Es ist noch die Zeit der Jugend. Zeit, sich von seiner Kindheit frei zu machen und den eigenen Weg samt Zugangsoptionen herauszufinden. In diesem Alter gelingt es, Gefühlsstürme allmählich zu bändigen, auch wenn uns eigene Empfindungen immer noch stark im Griff haben.

28-35 Jahre: Ordnen und Karriere machen, sich etablieren und Selbstmanagement
In dieser Phase sporadischer Besinnung wird uns unser Agieren stärker bewusst, wir handeln durchdacht und zielgerichtet. Karriere, Familie, Arbeit und Privatleben sind im Leben zentral und es wird wichtig, ein stabiles, sicher geborgenes Dasein zu organisieren.
35-42 Jahre: eine zweite Pubertät – Neuorientierung bei der Erledigung von Aufgaben
Mitten im Leben sind wir vielleicht auf dem Gipfel unserer Berufslaufbahn angekommen und stellen eigene Wertvorstellungen und Ziele in Frage. Wir suchen nach höheren Idealen und beständigen Inhalten für unser Leben. Viele erleben in diesem Alter aber auch eine Form von Lebenskrise. Vielleicht können wir eine Richtung entdecken, in der wir geistig-seelisch wieder Sinn im Leben finden.

42-63 Jahre

42-49 Jahre: Kreativität und Gestaltung, geistige Entwicklung
Sich erweiternde Perspektiven, Neustart und geistige Orientierung. In die Tiefe zu gehen oder eine neue Richtung einzuschlagen, sind in dieser Phase zentral. Es fördert geistige Reife, wenn wir offen dafür sind, an uns selbst zu arbeiten. Viele kennen das Bedürfnis nach Neuordnung oder Emanzipation. Eine neue Pubertät, mit dem Risiko, Flucht aus der eigenen Lebenssituation zu sein und in eine Leere zu führen. Ein Neustart ist nötig. Die Richtung ergibt sich, wenn wir wagen, in unser Inneres zu lauschen oder offen zu schauen, was uns entgegenkommt.

49-56 Jahre: Distanz, Weisheit und Einsicht
In dieser Lebensphase, die von „Abbremsen“ und Stabilisieren geprägt ist, gibt es das Bedürfnis innezuhalten, zurückzublicken und das bisher gelebte Leben zu reflektieren. Viele spüren innere Ruhe.

56-63 Jahre: Ernst und Überblick
Allmählich nähert sich das Rentnerdasein und damit die Erkenntnis, dass das Leben nicht ewig währt. Ein Gefühl von Dringlichkeit und Nichtverpassenwollen kann aufkommen.
Die physischen Kräfte des Körpers sind nicht mehr so stark und lassen nach. Wie begegnen wir dieser naturgegebenen Tatsache? Richten wir unser Wohlbefinden nach äußeren Faktoren wie körperlicher Fitness, ist es wahrscheinlich schwerer, damit umzugehen. Wenn wir unser Leben auch spirituell bereichern, stärkt es uns, den Weg zu etwas Neuem zu finden.

63- 84 Jahre
63-70 Jahre: die neue Freiheit
Für die meisten beginnt der Ruhestand, vielleicht finden wir neuen Sinn im Alltag oder spüren ohne Arbeit ein „Vakuum“. Wir haben mehr Zeit und Möglichkeit für seelische und geistige Entwicklung. Für manche Menschen kann es zu einer Krise werden, nicht mehr beruflich tätig zu sein. Für andere ist es wie eine neue Reifezeit, um in die Welt aufzubrechen.

70 -77 Jahre: Besinnung und Werden
Der Körper schafft nicht mehr das, was wir uns wohl wünschen. Pausen werden wichtiger und wichtiger. Vielleicht können wir Ehrfurcht unserem bisherigen Leben gegenüber entwickeln, gewissermaßen Frieden finden.

77-84 Jahre: Mit dem Tod als Wegbegleiter, Zeit des Abschiednehmens. Die Seele und das Bewusstsein lösen sich mehr und mehr vom physischen Körper.
Je älter wir werden, desto mehr gehen wir in uns, ziehen uns in Stille zurück. Vielleicht gewichten wir Wertvorstellungen neu. Das Umfeld wird weniger interessant. Die Seele macht sich allmählich vom Körper frei und bereit, das Erdenleben zu verlassen. Im Alter von mehr als 84 Jahren ist nicht plötzlich alles zu Ende, sondern das Leben setzt sich in die von uns eingeschlagene Richtung fort.

Biografie als Werkzeug in der Sozialtherapie

Sozialtherapeuten können den roten Faden im Leben eines Menschen sichtbar werden lassen, indem sie sich in seine Biografie vertiefen und aufschreiben. Das begleitende Mitarbeiterteam setzt sich mit ihr auseinander und aktualisiert sie jeweils im Abstand einiger Jahre. Menschen mit Assistenzbedarf werden wenn möglich unterstützt, selbst in ihrem Leben einen roten Faden zu entdecken und so mehr und mehr Verständnis für die eigene Biografie zu gewinnen. Geeignete Methoden dafür sind beispielsweise Fotos zu sammeln, ein Album zusammenzustellen oder Reiseberichte zu verfassen. Indem man über Ereignisse gemeinsam erzählt und sich miteinander erinnert, kann ein roter Faden deutlich werden.

Biografie zu erkunden ist ein Weg in der Sozialtherapie, Menschen mit Behinderung tiefergehend zu verstehen. Wir beschäftigen uns mit ihren bisherigen Erfahrungen im Leben und schauen, ob es für sie einschneidende Ereignisse gab. So verstehen wir besser, warum es gewisse Verhaltensweisen gibt und erkennen, welche Dinge ihr bisheriges Leben beeinflusst haben.

Menschen folgen in ihrer biografischen Entwicklung sich ähnelnden Mustern. Hat man aber eine intellektuelle Beeinträchtigung, gibt es oft parallel verlaufende Entwicklungen: einerseits das mentale Alter mit entsprechenden intellektuellen Fähigkeiten und andererseits das biologische Alter. Beide können unterschiedlich sein.

Kommt es plötzlich zu veränderten Verhaltensweisen, könnte es – wenn nicht Anzeichen für von außen wirksame Faktoren sprechen – mit dem Wechsel in ein neues Lebensjahrsiebt oder mit einer neuen Mondknotenphase zusammenhängen.

Reflexionsfragen:
Kann ich ein Muster in meinem Lebenslauf erkennen?
Gerate ich stets in gleichartige Konflikte/ Schwierigkeiten?
Habe ich unerwartete lebensverändernde Ereignisse durchgemacht?
Welche Menschen haben mitgewirkt, was ich in meinem bisherigen Leben getan habe?
Kann ich eine niedergeschriebene Biografie derjenigen finden (oder erstellen), mit denen ich arbeite?

Selbstentwicklung/Schulungsweg

Zunächst einmal: Ist es wirklich nötig, dass wir uns weiterentwickeln? Je nachdem, was wir glauben und was wir im Leben anstreben, antworten wir auf diese Frage unterschiedlich. Die Anthroposophie sieht die Selbstentwicklung als natürlich gegebene Verantwortung an, die wir als Menschen tragen. Wir können uns sowohl physisch als auch seelisch und geistig bewusst verändern. Gleichzeitig sind Körper, Seele und Geist auch miteinander verbunden und wirken aufeinander. Entwickelt sich die Seele, wirkt das auch auf Körper und Geist. Die Selbstentwicklung will die innere Natur des Menschen entdecken, bewusst entfalten und Gleichgewicht finden, das den Ausgleich zwischen den Anforderungen von außen und innerer Stärke und Ausdauer schafft.

Wir brauchen nicht nur Bewegung, Training und Ernährung für unsere physische Gesundheit, sondern auch Aufmerksamkeit für die seelische Entwicklung und unser Wohlbefinden. Geist und Seele benötigen Nahrung und Entwicklung: Literatur, Kunst, sinnstiftendes Gespräch und Reflektion regen Geist und Seele an.

Einige Mühe ist dabei erforderlich. Veränderung wird in unserem Leben geschehen – ob wir wollen oder nicht. Das Leben sorgt schon durch unterschiedlichste Schwierigkeiten, denen wir begegnen, für Gelegenheit, uns zu entwickeln. Manchmal erfahren wir diese Hilfe von außen in Form von Krisen oder Ereignissen in unserem Leben, die uns zwingen, etwas zu ändern.

Aber wir haben auch selbst Verantwortung, uns weiterzuentwickeln. Versuchen wir etwas wirklich zu verstehen, erleichtert es uns, Egoismus und körperliche Bedürfnisse zurückzustellen und menschlich vernünftig zu handeln.

Viele anthroposophische Texte fühlen sich kompliziert und mühsam zu lesen an. Anthroposophie kann den Menschen auf einer tieferen Ebene berühren, wenn man sie nicht nur auf intellektuelle Weise verstehend liest, sondern das Gelesene auch innerlich erlebt. Eine kluge Persönlichkeit sagte einmal: „Jetzt gerade bin ich wohl noch nicht bereit für diesen Text…“ Einige Jahre später kann der gleiche Text selbstverständlich verstanden werden und man kann nicht mehr nachvollziehen, warum es nicht früher gelungen ist. Oft zeigt sich, dass man Inhalte erst versteht, wenn sie im privaten oder beruflichen Leben aktuell sind.

Jedem Menschen sollte es möglich sein, sich sein Leben lang fortzuentwickeln, unabhängig davon, welchen Aufwand es jeweils bedeutet. So haben wir als Sozialtherapeuten die Aufgabe, von uns

begleitete Menschen zu unterstützen, damit sie sich entwickeln und ihr Leben lang Gelegenheit haben, immer wieder Neues zu lernen.
Wir entwickeln uns nicht nur „im eigenen Kämmerlein". Eine gemeinsam arbeitende Gruppe hat großen Nutzen, Raum für Reflektion oder Distanz zu einer Situation zu schaffen. Das kann gelingen, indem Mitarbeiterkonferenzen mit gemeinsamer Textarbeit und daran anschließender inhaltlicher Diskussion beginnen. Wir erreichen Abstand zu alltäglichen Problemen und wenden uns grundsätzlicheren Lebensfragen zu. Je mehr Alltägliches zu bewältigen und erledigen ist, desto wichtiger ist es, miteinander Zeit für kollegiale Reflexion aufzubringen.
So findet man als Gruppe eine gemeinsame, mehr objektive Basis und geht entsprechend gestärkt Fragen/Probleme im Arbeitsalltag an. Grundlagenarbeit muss nicht immer theoretisch sein, lässt sich künstlerisch oder therapeutisch erüben wie gemeinsam zu meditieren, zu singen oder Eurythmie auszuüben.

Meditation und Üben

Eine Weise, an der eigenen Seelenentwicklung zu arbeiten und sein (höheres) ICH zu stärken, ist zu meditieren. Meditation zielt darauf ab, innere Sinnesorgane/Seelenaugen zu entwickeln, um Phänomene frei von der physischen in der geistigen Welt wahrzunehmen – eine Welt von Imagination, Inspiration und Intuition. Sie verbindet das Geistige im Menschen mit der geistigen Welt.
Es gibt verschiedene Wege zu meditieren und andere stärkende Übungen:
Rudolf Steiner hat kurze – täglich durchführbare – Übungen entwickelt, um zu lernen, die Gedanken, den Willen und das Gefühl zu kontrollieren, positiv oder vorurteilsfrei zu werden und so eine innere Balance zwischen all diesen Eigenschaften zu finden.
In einer Meditation, um Beweglichkeit im Denken zu fördern, konzentriert man sich auf einen Gegenstand oder ein Symbol, um die Beweglichkeit des eigenen Denkens zu fördern, In einer weiteren wird täglich ein Text zum Beispiel der Wochenspruch gelesen und gedanklich bewegt. Eine andere Übung ist der abendliche Rückblick auf den Tag, bevor man sich schlafen legt.

Dieser Rückblick wird rückwärts vollzogen und erinnert an die Geschehnisse des Tages sowie an Menschen, denen wir begegnet sind. Absicht ist, nicht wieder genau in den Gefühlszustand zu geraten, den wir in der Situation empfunden haben, sondern objektiv auf die Ereignisse zu sehen.
Man kann auch – meditativ übend – den festen Platz eines alltäglich angewendeten Gegenstands verändern.
Stell die Zahnbürste an einen ungewohnten Platz und beobachte dich selbst, wie lange es dauert, bevor du die Hand zum neuen Standort ausstreckst? Sobald du den Griff reflexmäßig ausführst, ist es Zeit, den Platz der Zahnbürste erneut zu wechseln! Auf diese Weise stärken wir unseren Willen.
In einer weiteren Übung nimmt man einen gewöhnlichen Gegenstand wie ein Schneckenhäuschen, einen Zahnstocher oder Stein in die Hand, um sich damit niederzusetzen und dieses Objekt ungefähr fünf Minuten aufmerksam und konzentriert zu betrachten. Diesen Vorgang eine gewisse Zeit täglich zu wiederholen, ist ein Weg, *objektives* Beobachten zu üben: Wenn wir etwas über längere Zeit hin anschauen, können sich neue Seiten des Gegenstandes zeigen – der graue Stein ist eben mehr als nur einfach ein grauer Stein.

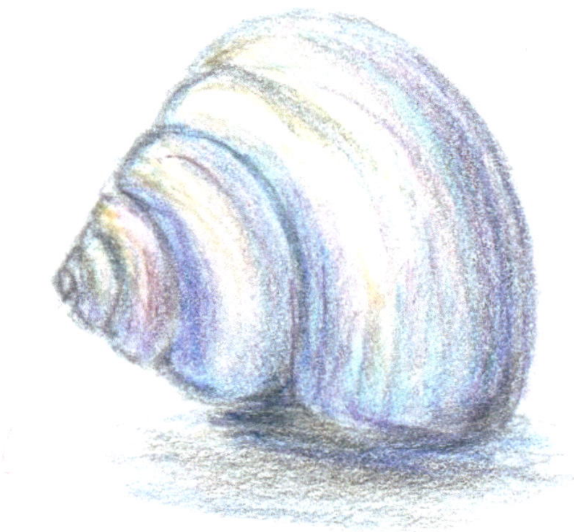

Reflexionsfragen:
Wie hängt meine innere mit der äußeren Entwicklung zusammen?
Was muss ich in mir selbst entwickeln/ausbilden?

Rhythmen im Alltag

Eine deutliche Struktur im Tag schafft Vorhersehbarkeit, die für sich wiederum Sicherheit gibt. In sozialtherapeutischen Gemeinschaften legt man großen Wert auf jeden Tag wiederkehrende Rhythmen.
Mahlzeiten zu ungefähr gleichen Zeiten, vorher bzw. danach finden jeweils ähnliche Aktivitäten statt. Anfang und Abschluss des gemeinsamen Essens werden mit einem Tischgebet vor der Mahlzeit und dem Danken, bevor der Tisch verlassen wird, bewusst gesetzt.
In vielen sozialtherapeutischen Einrichtungen versammeln sich alle Bewohner:innen und Mitarbeitende gemeinsam im – jeweils unterschiedlich gestalteten – Morgenkreis. Es wirkt auf Menschen, wenn sie Tag für Tag das gleiche gemeinsame Ritual oft mit wöchentlich wechselndem Spruch wieder und wieder vollziehen. Der Atmungsprozess wird durch einfache und deutliche Rhythmen verstärkt, der Inhalt allmählich innerlich vertieft. Wiederholung und Ausdauer des eigenen Wollens haben einen stärkenden Langzeiteffekt, entwickeln den „Kuh-Willen", wie Hans Glaser dieses Phänomen beschrieb.
Die Wiederholung der gleichen Handlung Tag für Tag kann schließlich tief in uns Ungeahntes wecken, aber wenn es im Bewusstsein auftaucht, wie Gold glänzen.
Die Woche hat ihren Rhythmus mit wiederkehrenden Aktivitäten während Feiertage den Alltag unterbrechen.
Ein schönes, auf dem Esstisch ausgebreitetes Tischtuch, ein etwas feineres Frühstück oder andere nicht alltägliche, freizeitbetonte Aktivitäten unterstreichen den Unterschied zwischen Werk- und Feiertagen.
Auch das Jahr hat seinen Rhythmus durch den Wechsel der Jahreszeiten und die an den Jahreslauf gebundenen wiederkehrenden Festzeiten. Es ergibt einen Wiedererkennungseffekt und schafft Sicherheit, wenn die gleichen Feste Jahr für Jahr auf ähnliche Weise begangen werden, wie sie auch im folgenden Kapitel über die Feiertage beschrieben sind.
Viele Menschen mit Beeinträchtigung haben es schwer mit Übergängen und Veränderungen.
Es kann helfen, manche Feste oder andere Ereignisse an den natürlichen Wechsel der Jahreszeiten zu koppeln. Beispielsweise lässt sich, wenn die Winterkleider verstaut werden, der morgendliche warme Porridge (schwedisch havregröt) gegen ein Schälchen mit Joghurt (filmjölk/Schweden-

milch) austauschen, um erlebbar zu machen, dass mit dem beginnenden Frühling die Veränderung zur wärmeren Jahreszeit ansteht.

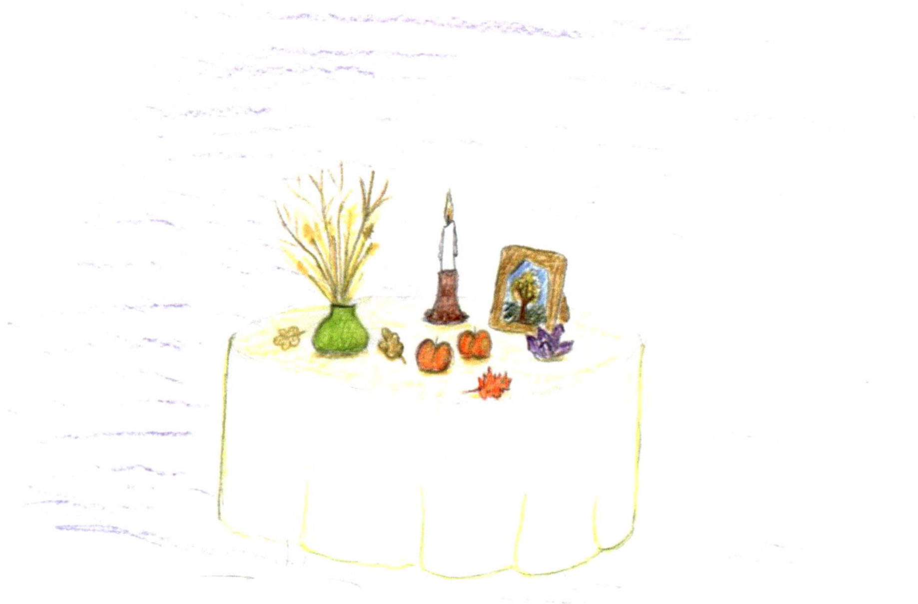

Mit einem Jahreszeitentisch lässt sich auch im Haus der Wechsel der Jahreszeiten gestalten. Auf ihn stellt oder legt man jeweils Pflanzen oder Symbole, die mit der aktuellen Jahreszeit verbunden sind:
Während der schneereichen Winterzeit liegt ein weißes Tuch bedeckt mit weißen Kristallen oder watteweichem „Baumwollschnee“ auf dem Jahreszeitentisch. Im Frühling stehen knospende Zweige in einer Vase oder zeigt ein Foto kleine Tierjunge mit ihrer Mutter. Im Herbst können farbenfrohes Laub, Kastanien, Obst, Nüsse und Gemüse vom Acker auf den Tisch gelegt werden.

Reflexionsfragen:
Wie werden Rhythmen an meinem Arbeitsort deutlich gemacht?
Welche wiederkehrenden Jahresfeste feiern wir?
Welche Stimmung kann ich beispielsweise zu Ostern empfinden?
Unterscheidet sie sich von Weihnachten und Mittsommer?

Gestaltung der Jahresfeste

Die Jahresfeste werden wertgeschätzt, bewusst und mit Einfühlungsvermögen gefeiert. Jedes Fest hat eigenen Charakter. Kehren die Feiertage von Jahr zu Jahr wieder, schafft es einen Wiedererkennungseffekt und gibt Haltepunkte für das eigene Zeitgefühl. Durch gemeinsam in der Gruppe gefeierte Feste entwickelt sich auch ein Zugehörigkeitsgefühl. Innere Beschäftigung mit dem spirituellen Hintergrund der jeweiligen Feste macht es leichter, die Feierlichkeiten entsprechend auszugestalten. Mitarbeitende sollten den Charakter des Feiertages auch verstehen statt nur nachzuahmen wie andere ihn begehen. Dann wird es ihnen möglich, sie in freierer Form zu gestalten. Etwas Mühe ist erforderlich, will man sich übend vertiefen und mit Kollegen diskutieren, um den „Kern“ des Jahresfestes zu verstehen.

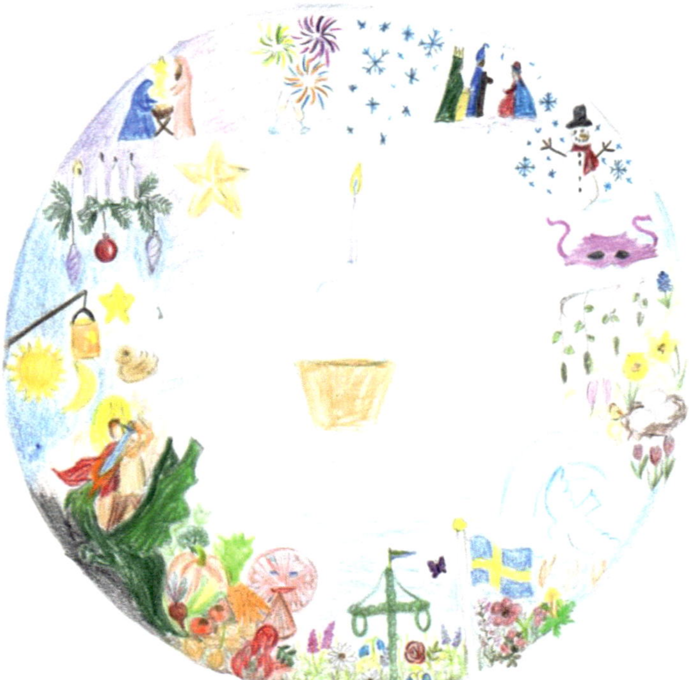

Jahresfeste, wie sie in Schweden gefeiert werden

Gelingt dies, wird man kreativ und findet Wege, Feiertage lebendig und von Jahr zu Jahr mit neuen Nuancen zu gestalten.
Ein Beispiel: Beim Michaelifest – das immer in die Erntezeit fällt – geht es um Mut und Kraft. Dazu passen matte, erdnahe Naturfarben und Gemüse oder Früchte der Saison besser als klare, hell strahlende Farben. Ostern dagegen feiert die Auferstehung, das Leben und kann mit lichten Farben, zartem Grün und Symbolen, die für die Wiederkehr des Lebens stehen, gestaltet werden. Die Osterzeit ist mehr als nur der Ostersonntag. In der Woche davor kann jeder einzelne Tag mit unterschiedlichen Themen zum Höhepunkt am Ostermorgen hinführen, Karfreitag wird zum Tag der Besinnung vor dem Feiern der Auferstehung.

Die Bedeutung der Arbeit

Ein Arbeitsplatz ist mehr als ein Ort, den man zum Zeitvertreib aufsucht oder um Lohn zu erhalten. Der Arbeitsplatz ist ein wichtiger sozialer Knotenpunkt und für manche vielleicht einzige Gelegenheit, zu einer „natürlichen" sozialen Gemeinschaft zu gehören.
Wie auf allen anderen Arbeitsplätzen ist es wesentlich, sich gebraucht und wertgeschätzt zu fühlen. Die Tagesförderstätte oder eine Werkstatt für Menschen mit Behinderung sind Orte für die, die einen Anspruch auf Unterstützung zur Teilhabe am Arbeitsleben haben. Aufgabe der Fachkräfte ist, sinnstiftende Arbeitsmöglichkeiten für diese Menschen zu schaffen. Was sinnvoll ist, ist für jeden Menschen individuell. Für manche mag gelten, viele unterschiedliche Arbeiten ausführen zu können und den ganzen Tag lang etwas zu tun zu haben.
Andere brauchen Gelegenheit, mehr zuschauend dabei zu sein, wie etwa mitzugehen, um einen Eimer zum Kompostplatz zu tragen wenn dort eine Arbeit zweckdienlich erledigt wird.
Jede und jeder leistet je nach seinem Vermögen einen Beitrag zum Ganzen. Für außenstehende Betrachter kann es so wirken, als ob manche Werkstattbeschäftigte gar nichts tun, aber fragt man sie nach Feierabend, können sie durchaus berichten, die ein oder andere Aufgabe erledigt zu haben: Sie durften dabei sein, wenn der Werkstattanleiter mit seinen Kollegen zusammen an unterschiedlichen Projekten gearbeitet hat. Sie konnten sich in den Arbeitsprozess einbezogen fühlen. Die Präsenz des Anleitenden und seine Fähigkeit, beim Ausführen anstehender Arbeiten gleich-

zeitig die Beschäftigten im Bewusstsein zu haben, bestimmt die Qualität ihres Gefühls, teilhabend zu sein.
Dazu ein aussagekräftiges Zitat von Geert Mulders, Mitarbeiter aus der Werkstatt in Telleby. Er beschreibt die Rolle der Arbeit in der Sozialtherapie:
„...Es gilt für uns nicht in erster Linie eine Arbeit, eine tägliche Anstrengung zur Verfügung zu stellen, sondern die Arbeitenden in eine Lebenssituation zu stellen, in der sie sich am Leben in ihrer Umgebung beteiligt fühlen...“ (Liljeroth, 1994, S.97)

Anleitende sorgen dafür, dass Beschäftigte Arbeit haben, die sie gut bewältigen können, ihnen aber auch Herausforderungen bietet, sich weiter zu entwickeln. Diesen Effekt erreichen sie, indem sie sich um Möglichkeiten bemühen, die den individuellen Stärken gerecht werden. Kreative Arbeitsanleitende generieren Arbeit aus Verhaltensweisen, die andere vielleicht äußerst problematisch finden: Ein Werkstattbeschäftigter riss den ganzen Tag lang immer nur Papier in Fetzen. Dann kamen Mitarbeitende der Werkstatt auf die Idee, wie man diese Papierfetzen nutzen kann. Sie dienten als „Rückgrat“ geflochtener Körbe.

Klassisches Kunsthandwerk hat sich als besonders lohnenswert erwiesen, da die Arbeit ein deutliches Resultat, das sich anfassen lässt, ergibt. Das Endprodukt ist anwendbar und bringt Nutzen. Man kann erleben, dass die Kerze, die man selbst gezogen hat, am Abend angezündet wird. Das Brot, an dessen Backvorgang man beteiligt war, wird zur Suppe dazu gegessen und vieles mehr. Es ist ein klarer, nachvollziehbarer Weg von der Rohware zum Produkt. Es schafft ein Gefühl des „sich gebraucht Fühlens“ und lässt einen „Profi-Stolz“ aufkommen: „Ohne mich gibt es keine Kerzen!“ Oder „...kein Brot!“
Ein anderes Beispiel: Ein Beschäftigter stickte unregelmäßig und ohne bestimmte Formen einzuhalten. Daraufhin ermunterte ihn der Werkstattleiter, kleine Stoffflicken mit harmonisierenden Farben zu besticken. Diese Flicken nähte sein Kollege so zusammen, dass sie eine Ganzheit wurden. Ein schönes Bild, das von vielen bewundert wurde. Es fühlt sich gut an, beim Prozess geholfen und etwas Schönes hergestellt zu haben.

Warum ist es so wichtig, Sinnhaftigkeit im Tagesverlauf zu erleben?
Sinnhaftigkeit, Machbarkeit und Vorhersehbarkeit tragen dazu bei, dass Menschen sich wohlfühlen, Belastungen und Herausforderungen meistern. Die drei Faktoren ergeben ein „Gefühl für

Zusammenhang“ – auf schwedisch: „**kä**nsla av **sam**manhang“, KASAM. Der Soziologe Aaron Antonowsky hat dieses Phänomen erforscht und den Begriff des Kohärenzgefühls geprägt. (Antonowsky, 2005).
Erkenntnisse der Salutogeneseforschung passen gut zu den Grundgedanken der Anthroposophie.

Auch der *kreative* Aspekt ist beim Arbeitsprozess wichtig: Dabeisein und Farben mit auswählen, etwas Neues kreieren und mit anderen gemeinsam herstellen oder auch gefragt werden, was man meint oder Raum haben, eigene Ideen einzubringen.

Über die eigentliche Arbeit hinausgehend ist die Werkstattgruppe eine soziale Gemeinschaft, in der sich die Beschäftigten im Miteinander üben und erleben, dazuzugehören. Das erreicht man, indem man Arbeit gemeinsam plant, größere Aufgaben mit einer Gruppe oder zu zweit meistert. Man wird auch mal derjenige sein, der vermisst wird, wenn man einmal nicht zur Arbeit kommt und willkommen geheißen, wenn man wieder zurückkehrt.

Reflexionsfragen:
Warum gehe ich zur Arbeit?
Inwiefern empfinden die Menschen, die ich begleite, ihre Arbeit als wichtig?

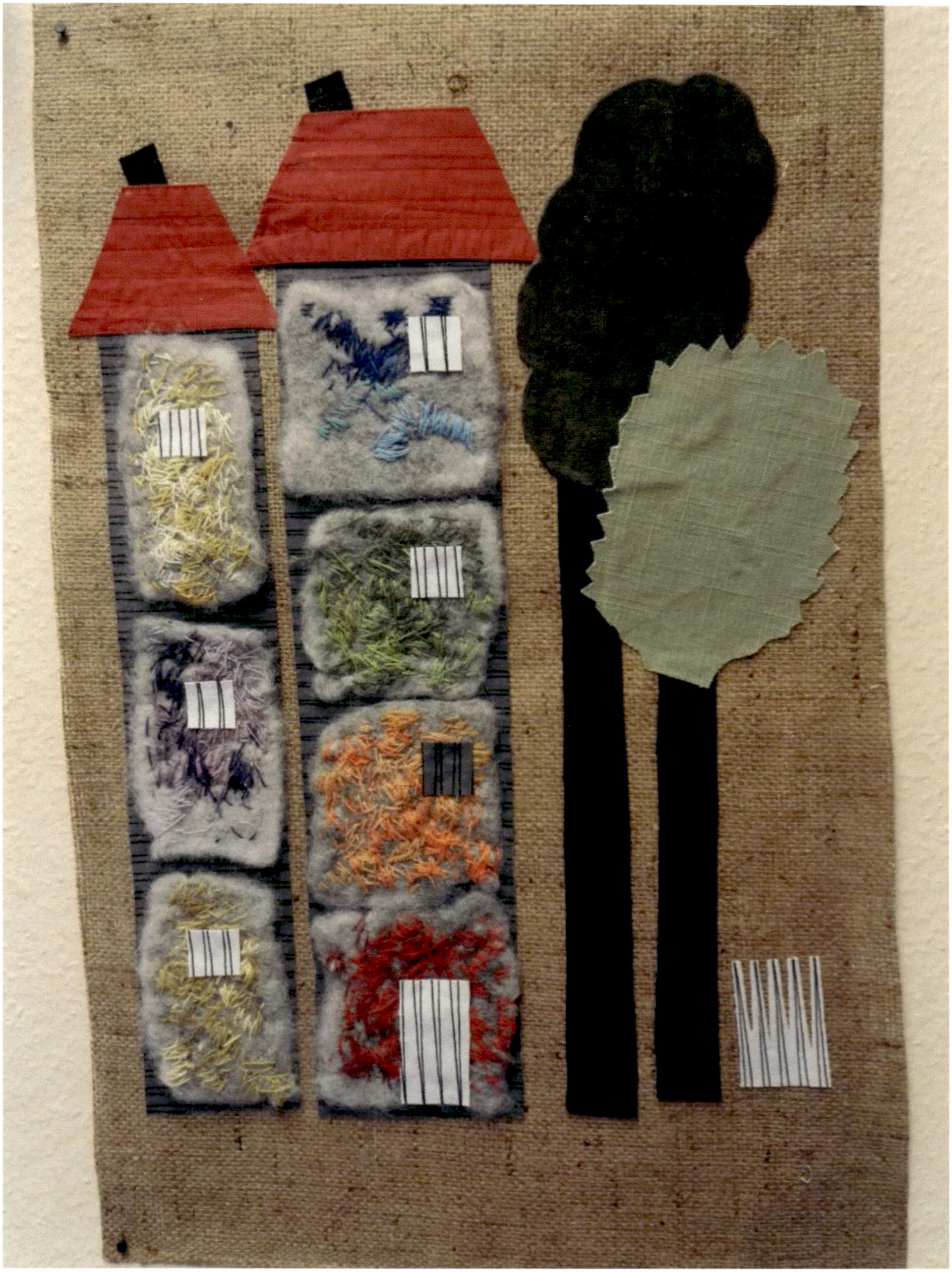

Der Begriff Behinderung im Menschenverständnis der Anthroposophie

Das ICH, das der geistigen Welt angehört, wird, wenn man die Idee der Reinkarnation zugrunde legt, wiedergeboren. Nach dieser Idee ist es der physische Leib, der nicht so funktioniert wie er eigentlich sollte. – Liegt eine intellektuelle Funktionsbeeinträchtigung vor, betrifft es insbesondere das Gehirn. Dagegen ist das ICH in seinem Kern immer gesund, auch wenn es ein Leben lang weiterentwickelt werden muss.
Denke dir einen Menschen mit ALS, Rückenmarksschädigung, Cerebralparese oder Lähmung nach einem Schlaganfall. Hinter all diesen körperlichen Schwierigkeiten muss kein Problem der Intelligenz liegen. Aber manchmal haben wir es schwer, das wahrzunehmen, weil unsere Augen den physischen Körper sehen. Ähnlich ist es mit Menschen, bei denen die behinderten Gehirnfunktionen intellektuelle Beeinträchtigung verursachen. Dies kann erschweren, abstrakte Inhalte zu verstehen oder autistisches Verhalten verursachen. Autistisch veranlagten Menschen fällt es schwer, Gefühle und Verhaltensweisen bei sich selbst oder anderen nachzuvollziehen.
Sieht man von den körperlichen Einschränkungen ab, haben wir alle einen inneren gesunden Kern, das ICH. Es ist die individuelle Persönlichkeit, die wir als „gesund“ ansehen können.
Dieses Wissen hat Auswirkung darauf, in welcher Haltung wir Werkstattbeschäftigten begegnen oder wie wir uns ihnen gegenüber verhalten.
Haben wir echte Begegnungen von Mensch zu Mensch, ist es nicht der *physische* Körper, sondern Seele und Geist, auf die wir treffen. Es ist das Individuum mit seiner Persönlichkeit, dem wir begegnen und das wir kennenlernen wollen.
Selbst mit einer Diagnose ist jeder Mensch ein Individuum, das sich von anderen mit derselben Diagnose unterscheidet. Auch wenn ein Mensch eine Diagnose *hat* – ist er selbst nicht die Diagnose!
Als Sozialtherapeuten müssen wir üben, im Anderen das zu finden, was ihn einzigartig macht. Eine hilfreiche Gedankenübung dazu ist, sich vorzustellen, was für ein Mensch mein Gegenüber wäre, wenn man alle körperlichen Beeinträchtigungen und Schwierigkeiten von ihm „abpellen“ würde.

Welche Berufstätigkeit würde sie/er dann ausüben? Welchen Freizeitinteressen würde er nachgehen?
Was wären seine Stärken?

Vom Karmagedanken ausgehend haben wir alle etwas voneinander zu lernen. Und es gilt nicht nur, dass ich als Sozialtherapeutin den Menschen, mit denen ich arbeite, etwas beibringe – ich selbst lerne auch. Vielleicht bin eher ich es, die etwas lernen soll, wenn die Begegnung für mich eine Herausforderung darstellt?
Dann kann es helfen zu denken: „Was können wir gemeinsam tun?“ und nicht „Was kann ich für dich tun?“
Gleichermaßen kann auch die Frage passender sein: „Was ist unsere Aufgabe?“ statt „Was sollen wir tun?“

Vom Gesichtspunkt der Reinkarnation her gesehen, sind wir auf gewisse Weise an der Entscheidung mit beteiligt, was wir in unserem Leben erreichen wollen. Eine Option könnte für uns sein, ein Leben mit einem Mehr an Unterstützung im Hier und Jetzt zu wählen – auch ein Leben, um zu üben, von anderen Menschen Hilfe anzunehmen und gepflegt zu werden. Alle Menschen haben den gleichen Wert, ungeachtet dessen, ob sie sich für ein Leben mit oder ohne viel Hilfebedarf entschieden haben.
Was wäre, wenn die Idee von der Reinkarnation stimmt? Dann bin vielleicht *ich* es, die in einem anderen Leben auf Extrahilfe angewiesen ist. Diese Haltung spiegelt sich darin, wie wir anderen Menschen begegnen und auf sie reagieren, damit wir sie in ihrem ICH und das Entwicklungspotential in ihnen ansprechen. Das bedeutet auch, dass wir Menschen nicht als weniger wertvoll beurteilen bzw. verurteilen, da menschliche Würde nicht auf einem funktionierenden Körper beruht.
Kenntnisse über unterschiedliche Diagnosen sind grundlegend, um zu wissen, was der jeweilige Mensch braucht, um sich sicher und geborgen zu fühlen und kommunizieren zu können. Genauso wichtig ist es, jeden Menschen als einzigartig und nicht als „Diagnose“ anzusehen.

Zwei Menschen mit Autismus sind nicht dieselben, beide haben ihre individuellen Bedürfnisse. Hingegen brauchen wir ein fundiertes Verständnis von Autismus und anderen Diagnosen sowie Arbeitsweisen und Methoden, die wir wie einen Werkzeugkasten mit uns tragen.
Von einem Menschen, der zu seiner Förderung nur Gebärdensprache erlernt hat, können wir nicht erwarten, dass er zu sprechen beginnt. Ein Mensch im Rollstuhl braucht Krankengymnastik und seinen Rollstuhl, um sich fortzubewegen. Wir müssen uns auf die Behinderung einstellen und *gleichzeitig* das Individuum wahrnehmen.

Wenn man berufliche und soziale Fertigkeiten entwickeln darf, lässt sich ein selbstständigeres Leben führen. So ist es von Vorteil, in einem Umfeld zu leben, in dem jede Individualität gestärkt wird. Zielsetzung der Sozialtherapie ist es, eine soziale Umgebung zu schaffen, die die Entfaltung der Individualität entsprechend ihrer eigenen Voraussetzungen ermöglicht.

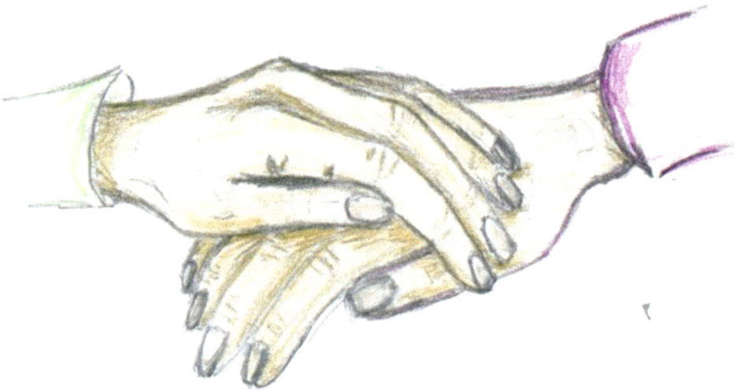

Reflexionsfragen:
Wenn wir Diagnosen und Beeinträchtigungen „abpellen" – wer ist es, dem ich begegnen würde?
Was würde sie/er für Interessen, für eine Ausbildung etc. haben?

Begegnung von Mensch zu Mensch

Wirklich wirksam wird Sozialtherapie in der zwischenmenschlichen Begegnung. Dann spüren wir und verstehen uns mit und ohne Worte, können Gefühle und Bedürfnisse des anderen lesen, auch wenn sie nicht ausgesprochen werden. Um tatsächlich heilsam wirken zu können, ist es nötig, von sich selbst abzusehen und dem anderen uneigennützig gegenüber zu treten. Anderenfalls riskieren wir, unsere eigenen Bedürfnisse auf den anderen zu projizieren. Um so sozialtherapeutisch zu agieren, hilft es, den privaten „Rucksack“ zuhause zu lassen und „Arbeitskleider“ überzuziehen. Es gilt dann, im Hier und Jetzt präsent zu sein und „Andacht für das Kleine“ (R. Steiner, Heilpädagogischer Kurs – HPK –, 1924) zu pflegen.
Sozialtherapie geht methodisch vor, ist aber keine Methode. Falls wir nach einer Methode suchen statt innerlich spirituell zu üben, verlieren wir in unserer Begegnung leicht unsere Aufgeschlossenheit dem Anderen gegenüber.
Grundpfeiler der Anthroposophie sind, das Wesen des Menschen zu verstehen und was es heißt, Mensch zu sein. Durch Arbeit an uns selbst können wir unser Gefühl zu einem „Alltagswerkzeug“ werden lassen. Im Gefühl treffen Verstand und Intuition zusammen. So können wir im Gegenüber das Individuum wahrnehmen, aber auch Wissen und Erfahrung nutzen, um speziell ihr oder ihm und seinen Bedürfnissen gerecht zu werden. Sind wir im Moment präsent und aufgeschlossen, können echte Begegnungen gelingen.
In jeder Begegnung ist Nächstenliebe eine heilsame Kraft. Kümmern wir uns und engagieren uns wirklich, entdecken wir neue Lösungen und Wege.

Wir sollten nicht in den Gefühlszustand des anderen geraten, sondern uns empathisch verhalten – ohne in Mitleid aufzugehen. Sind wir zu sympathisch, übertragen wir uns selbst die Gefühle des anderen und sind in unserem Handeln nicht mehr frei. Sind wir empathisch, verstehen wir die Gefühle, aber übernehmen sie nicht. Der Gegenpol zur Sympathie ist Antipathie. Sie bewirkt, dass wir es schwer mit jemandem haben und ihm gegenüber auf Abstand gehen. Die empathische Haltung ist offen und zugewandt, urteilt nicht, hält eigene Ansichten zurück und verstärkt auch nicht die Gefühlslage des Anderen.
Wage aktiv zuzuhören, öffne dich und halte deine eigenen Ansichten zurück! Wage dich zu öffnen, um etwas anzunehmen!

Nimm das Risiko auf dich, deine Gefühle zu zeigen, dann kannst du Eigenarten der anderen Menschen besser verstehen.

Ein anderes wichtiges Werkzeug im Miteinander ist Humor. Das ist vielleicht sogar das wichtigste Werkzeug. Wenn wir zusammen lachen können, kann das Blockaden lösen und über Schwierigkeiten hinweg Brücken bauen. Gemeinsam lachen kann eine Beziehung schaffen, die uns auch in schwierigeren Situationen helfen kann. Auf der anderen Seite dürfen wir nicht in die Falle tappen und *über* jemanden lachen. Aber wir können einladen, über uns selbst und unser Tun zu lachen. Trau dich, ein bisschen von dir preiszugeben! Denk jedoch daran, dass Ironie eine Form von Humor ist, die selten verstanden wird von jemandem, der eine intellektuelle Beeinträchtigung hat.

Vom Karmagedanken ausgehend können wir fragen, warum gerade wir uns begegnen. Nicht nur ich habe dir etwas zu geben. Es gibt die Gegenseitigkeit voneinander zu lernen. Oder vielleicht bin ich sogar diejenige, die vor allem etwas in dem Miteinander dieser Begegnung zu lernen hat. Besonders wenn ich die Beziehung zu einer Person als herausfordernd erlebe. Dann liegt es vielleicht daran, dass ich in mir etwas verändern oder entwickeln muss, damit die Beziehung funktioniert. Ich kann nur *mich* und nicht den anderen ändern. Um die Situation aufzulösen und Beziehungen zu verbessern, helfen offene, forschende Fragen zum Geschehen: Was habe ich getan? Was ist passiert? Wie kann ich es das nächste Mal machen? Habe dabei den Fokus auf dem, was funktioniert (hat). Prüfe dich selbst und das, was du tust und was du beim nächsten Mal anders machen kannst. Nimm dir Zeit zu reflektieren. Von Bedeutung ist nicht nur das, was wir tun. Auch unsere Gedanken und Einstellungen wirken sich aus. Finde ich einen Anknüpfungspunkt wie ich meine Haltung zu einer Situation ändere, kann ich auch mein Handeln verändern.

Ob wir uns mithilfe unserer Sprache eher verbinden oder trennen, beeinflusst auch unsere Absichten und Verhaltensweisen gegenüber anderen. Denken, dass ein Mensch es schwer *hat*, anstatt zu denken, dass er schwierig *ist*, beeinflusst zutiefst unsere Haltung.

So können wir auch Begriffe wie „Personal, Kunden oder Nutzer“ durch „Mitarbeiter:in/Beschäftigte/Bewohner:innen/Teilnehmende“ ersetzen.

Es gibt keine besonderen anthroposophisch geprägten Begriffe, die angewendet werden sollten. In den Einrichtungen aber versucht man, Sprache bewusst einzusetzen. Man sollte Begrifflichkeiten miteinander diskutieren, damit Bewusstsein und Konsens darüber gebildet werden, welche man auswählt.

Reflexionsfragen:
Wie gehe ich auf andere zu/ auf andere ein?
Was hindert mich, mich gegenüber anderen zu öffnen?
Bist du jemandem begegnet, mit dem du dich extra verbunden fühlst? Schicksalsmäßig – im karmischen Sinn?

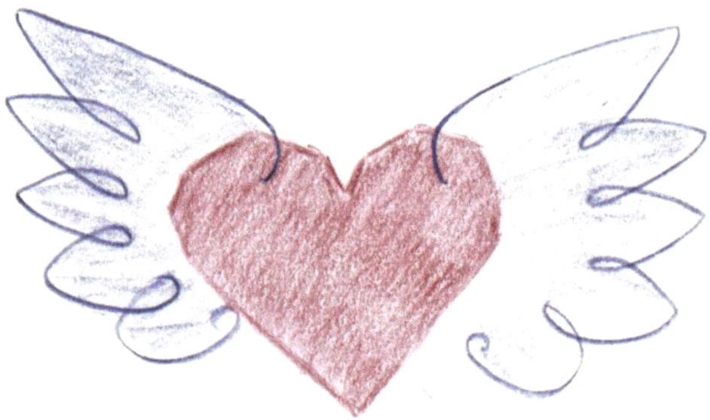

Work of the heart

Individuelles Leben in der Gemeinschaft

Der Mensch ist ein soziales Wesen, das auf den Umgang mit anderen angewiesen ist, damit er sich wohlfühlt. Alle brauchen das Gefühl, einem sozialen Zusammenhang anzugehören. Aber es unterscheidet sich individuell, wie man sozial veranlagt ist. Jede und jeder braucht ein soziales Umfeld, in dem er sich entwickeln kann. Jedes Individuum sollte nach eigenen Stärken und Wünschen teilhaben und in einer aktiven Gemeinschaft idealerweise auch Entwicklung und inspirierende Begegnungen erleben dürfen.

Sozialtherapeutische Einrichtungen bieten Möglichkeiten sozialer Gemeinschaft unter anderem in Wohngruppen, in denen man gemeinsam essen, Ausflüge unternehmen, in Gemeinschaftsräumen zusammensitzen oder sich gegenseitig im Zuhause besuchen kann. Bei der Arbeit gibt es eine Gemeinschaft in Arbeitsgruppen, in der man Aufgaben in Zusammenarbeit mit anderen bewältigt. Man fühlt sich beteiligt, wenn man bei der Arbeit ist und wird vermisst, wenn man einmal nicht da ist.
Meine Erfahrung aus der Arbeit in Schweden zeigt, dass viele Menschen, die in eine sozialtherapeutische Gemeinschaft ziehen, sich anfangs sehr den Zugang zu einem TV-Gerät mit vielen Kanälen und breitem Unterhaltungsangebot wünschen. Aber im Laufe der Zeit entscheiden sie sich mehr und mehr für gemeinschaftlich genutzte Räume, um in Gesellschaft mit anderen zu sein. Es gibt unterschiedliche Angebote: Musik hören, sich unterhalten, basteln oder werkeln, Gesellschaftsspiele spielen u.v.m.

Fernsehen ist nicht verboten – was vielleicht Vorurteil einiger Menschen sein könnte. Man kann aber dazu ermuntern, einen Film *bewusst* anzuschauen oder ein Unterhaltungsprogramm *mit anderen zusammen* zu sehen, statt den Fernseher nur als Hintergrundkulisse laufen zu lassen.
Für diejenigen, die es wünschen, bietet sich Gelegenheit, die Jahresfeste gemeinsam zu begehen. Dann werden die Feste sorgfältig vorbereitet und von Mitarbeitern und Bewohnern zusammen gefeiert. Alle, die möchten, können so dabei sein, wie sie selbst es wollen: etwa bei großen Feierlichkeiten nur eine kurze Weile bleiben oder mit einem kleinen Grüppchen etwas abseits sitzend teilnehmen. Tue es so, dass es gut „läuft“.

Sozialtherapeuten haben die Aufgabe, die von ihnen begleiteten Menschen dabei zu unterstützen, individuell Balance zu finden zwischen Alltagsgemeinschaft und sozialem Leben einerseits sowie Fürsichsein und persönlichen Bedürfnissen andererseits.

Reflexionsfragen:
Wie sieht mein eigenes Bedürfnis nach Gemeinschaft/Zusammensein mit „anderen Menschen“ aus?
Kannst du dir eine Person vorstellen, die andere Bedürfnisse hat, als du?

Sorge für die Umwelt und den Menschen

Besucht man sozialtherapeutische Einrichtungen, ist man davon beeindruckt, dass es trotz unterschiedlicher Standortvoraussetzungen und Gründerpersönlichkeiten doch etwas gibt, das man wiedererkennt: eine Atmosphäre. Was ist der Grund dafür? Es ist nicht möglich, eine „Checkliste“ zu erstellen, wie es an einem sozialtherapeutisch wirksamen Ort auszusehen hat. Doch lässt sich vielerorts ein Bestreben beobachten, ästhetisch ansprechende Räumlichkeiten durch behaglich wirkende Farben und bewusst gewählte Materialien zu schaffen. Vielleicht schöpft man Inspirationen aus der anthroposophisch arbeitenden Architektur und wählt „schiefe“ Winkel und eine Auswahl aus rosa, lila und anderen milden Farben. Bei Möbeln und Textilien werden möglichst Naturmaterialien angewendet.
Dem Design liegt ein Nachhaltigkeitskonzept zugrunde.
Innen sowie außen will man Schönes und nicht nur funktionell Wirksames gestalten. Die Idee dahinter ist, ein Gefühl des Zuhauseseins zu schaffen und den Institutionscharakter zu vermeiden. Gleichzeitig werden die Räumlichkeiten von unnötigem und überladenem Ballast befreit.

Die Pflege dieses Milieus umfasst das gesamte Umfeld: Ganz bewusst sauberzumachen, geistesgegenwärtig den Tisch nach einer Mahlzeit abzuwischen, hilft eigene Achtsamkeit zu üben.
Mitarbeitende sollten an die kleinen Dinge des Alltags denken. Den Tisch schön aufdecken, auf frische Blumen in der Vase und einen aufgeräumten Zustand der Räume achten. Gedanke und Gefühle sind dabei wichtiger, als automatisch nachzuahmen, was andere tun. Man kann daran denken und ein kleines Deckchen hinlegen, Kerzen anzünden… Wenn jemand längere Zeit weg war, kann man ihn mit einem Blumenstrauß oder einem kleinen Gruß auf einem Kärtchen willkommen heißen.
Die Sorge für die Umwelt erstreckt sich über die allernächste Umgebung hinaus. Wir sollten mit dem, was wir tun, Verantwortung für die ganze Erde übernehmen. So steht ökologisch ausgerichtetes Denken hinter unseren Entscheidungen. Wir wenden Reinigungsmittel mit Öko-Label an, bewegen uns umweltbewusst fort und tun unser Bestes, im Großen und Ganzen nachhaltig mit den Ressourcen der Erde umzugehen.
Alle können nicht alles tun, aber jede:r von uns kann sich mit engagieren und so die Welt im Kleinen besser machen.
Entsprechend ist in der körperlichen Pflege auch eine besondere Sorgfalt gefragt. Wir nehmen uns Zeit, mit feinem Gespür Hautcreme einzumassieren, einige Male extra durchs Haar zu bürsten oder auch beim Föhnen besondere Aufmerksamkeit zu schenken. Wenn jemand krank ist und ihm die Mahlzeit in seinem Zimmer serviert werden muss, kann man ein frisches Blümchen dazustellen, eine besonders schöne Tasse oder Serviette wählen. Es geht darum, Naheliegendes zu pflegen und auch "Kleinem mit Andacht“ (Steiner, HPK) zu begegnen.

Bedeutung der Ernährung

Bei der Ernährung gilt, Speisen zu sich zu nehmen, die alle Sinne nährt und nicht nur Lebensmittel, die nährstoffreich und giftfrei sind. Unter diesem Gesichtspunkt wird es selbstverständlich, ökologische/biologisch-dynamische Rohwaren, lokal erzeugte Lebensmittel wie Gemüse saisongemäß zu wählen und weniger Fleisch zu konsumieren. So können wir auch Essen einkaufen, das

keine langen Transportwege – wie Tomaten im Winter – hinter sich hat, sondern einen Salat aus heimischem Weißkohl und Möhren anrichten.
Die Mahlzeit nährt Körper und Seele. Außer den Lebensmitteln an sich ist es wichtig, den Esstisch schön einzudecken, gemeinsam in Ruhe zu genießen und vielleicht auch Blumen oder Kerzen auf dem Tisch zu haben.
Die Zubereitungsweise der Nahrung spielt eine große Rolle. Ein Brot mit Sorgfalt und Hingabe gebacken gibt so viel mehr als ein Laib, der nur dafür hergestellt wurde, um jemanden satt zu machen. Das Gleiche gilt auch für andere Mahlzeiten – sowohl wie wir sie vorbereiten als auch wie wir eine wohltuende Essenssituation gestalten: das Decken, Anrichten, das soziale Miteinander und von welcher Stimmung das Beisammensein am Tisch geprägt wird.
Für manche Menschen kann es förderlich sein, Gluten oder Milcheiweiß zu vermeiden – also sogenannte kaseinfreie Kost zu sich zu nehmen, da sie in der Ernährung von Menschen mit neuropsychiatrischen Diagnosen positive Effekte gezeigt hat.
Die Darmflora steht im engen Zusammenhang mit unserem seelischen Wohlbefinden. Es ist möglich, mit dem, was wir essen, darauf Einfluss zu nehmen. Raffinadezucker und Weißmehl zu meiden, vielfältige Kost und Gemüse zu essen, Vollkorn, Hülsenfrüchte und fermentierte Lebensmittel verbessern die Darmgesundheit und bewirken so verstärkt psychisches Wohlbefinden (Ekstedt und Ennart, 2017).
Die eigene Kenntnis darüber, welches Essen für unseren Körper gut ist, muss man stets selbst aktualisieren. Wissenschaftliche Forschung zu gesunder Ernährung erweitert sich ständig und somit auch die optimale Wahl der Lebensmittel und Ernährungsweise, damit wir uns auch mental gut fühlen.

Reflexionsfragen:
Wie wirst du jeweils durch unterschiedliche Umgebungen beeinflusst?
Bemerkst du einen Unterschied, ob du eine alltäglich wiederkehrende Aufgabe bewusst oder ohne dabei wirklich präsent zu sein, ausführst? ...oder sie erledigst, ohne dabei wirklich präsent zu sein?

Es gibt unterschiedliche Sichtweisen auf Gesundheit. Oft denken wir, Gesundheit wäre „Abwesenheit“ von Krankheit oder dass Krankheit und Gesundheit zueinander im Gegensatz stehen. In der anthroposophischen Medizin und Pflege ist Gesundheit mehr, als nur keine Symptome zu haben. Kranksein heißt, dass das innere Gleichgewicht im Körper gestört ist, entweder physisch oder seelisch.

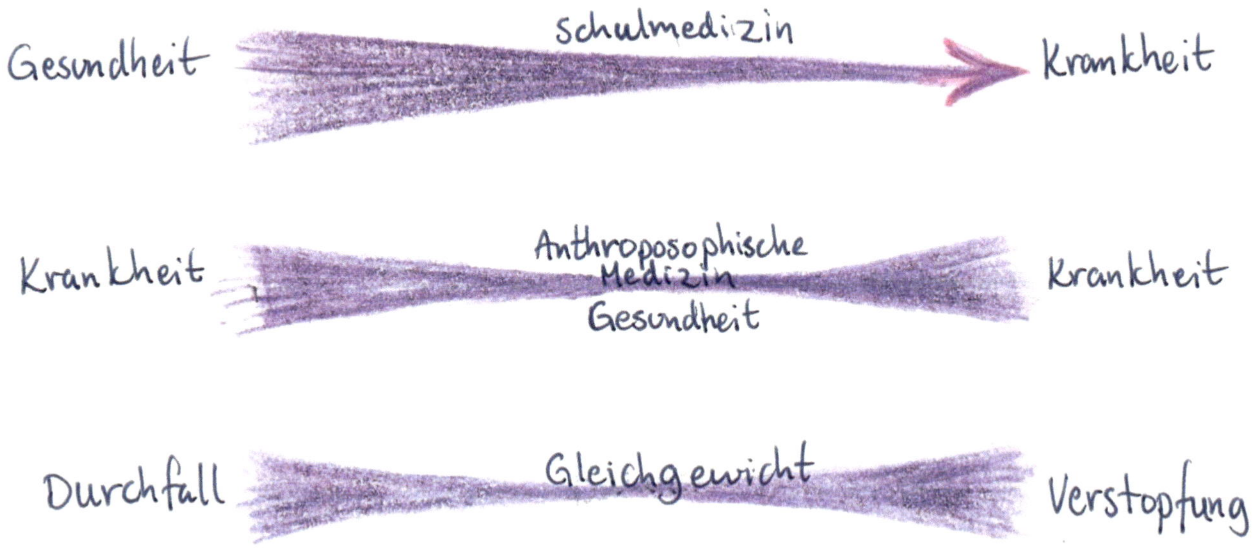

Aufgabe der Pflege ist nicht nur, sich darauf zu konzentrieren, die Krankheit „wegzumachen“, sondern die gesunden Anteile im Menschen zu stärken. Kleinere Unausgewogenheiten wie Erkältungen oder ähnliches bekommt der Körper mit Hilfe seiner Selbstheilungskräfte in den Griff. Bei schwereren Krankheiten braucht der Körper Hilfe um zu heilen und somit u.a. den Einsatz von Arzneimitteln.

Gesundheit pendelt sich durch eine ständige seelische Aktivität zwischen zwei Extremzuständen wie zum Beispiel bei Durchfall und Verstopfung ein. Das Gesunde und Normale liegt irgendwo dazwischen. In dem einen sowie anderen Extrem liegt ein Ungleichgewicht, das jeweils ausgeglichen werden muss.
Anthroposophische Ärzte bemühen sich, den ganzen Menschen zu sehen: sowohl Körper, Seele als auch den Geist (das ICH). Sie versuchen, die Symptome nicht nur zu lindern, sondern ihre Ursache zu finden. Die individuelle Erfahrung mit der Krankheit spielt eine wichtige Rolle in der Diagnostik.
Die anthroposophische Medizin kombiniert oft konventionelle Medizin mit Naturheilmitteln (integrative Medizin) und künstlerischen Therapien. Die Lebenskräfte (Ätherleib) werden durch homöopathische Präparate, ätherische Öle und Kräuter stimuliert. So wird das körpereigene Immunsystem gestärkt und kann zur Heilung von Krankheiten beitragen. Anthroposophische Naturheilmittel werden aufgrund langjähriger klinischer Erfahrungen und ständig laufender Forschung hergestellt. Ärzte, die diese Medikamente verordnen, sind approbiert und haben darüber hinaus eine entsprechende Facharztausbildung.

Hausapotheke

Bei milderen Erkrankungen kann man anthroposophische Heilmittel anwenden. Das gilt bei leichten Verletzungen, für kleinere Wunden, Blutergüsse oder einfachen Erkältungen. Mittel dafür finden sich nach ärztlicher Absprache in der Hausapotheke.
Bei ernsteren Beschwerden muss man sich immer zuerst an einen Arzt oder den ärztlichen Notdienst wenden.

Pflege

Über Medikamente und künstlerische Therapien hinaus ist Pflege mit Hausmitteln ein wichtiger Anteil im Heilungsprozess. Eine rhythmische Einreibung der Füße am Abend kann Unruhe, Angst und Schlaflosigkeit mindern.
Auch ein Wickel mit Heilpflanzen oder ätherischen Ölen bietet heilsame Pflege und hilft, Beschwerden zu lindern. Fußbäder mit Ölzusätzen oder Salz können beruhigen und entlasten.
Ganzkörper- oder Fußbäder mit Senfpulver können Unruhe und Angst verringern sowie das Einschlafen leichter machen.

Reflexionsfragen:
Kannst du dich erinnern, dass du einmal krank warst und liebevoll gepflegt wurdest – oder im Unterschied dazu, dass du krank allein in der Wohnung oder auf Reisen warst?

Therapien und künstlerisches Üben

Anthroposophische künstlerische Therapien unterscheiden sich von klassischer Gesprächstherapie dadurch, dass der Therapeut Wert darauf legt, das Physische, Seelische und Geistige im Menschen zu stärken.
Es gibt verschiedene anthroposophische Therapieformen, die meisten hier in einer kurz gefassten Übersicht:

- *Musik- und Gesangstherapie* geht davon aus, dass der Körper ein Instrument ist, in dem Tonintervalle und Rhythmen therapeutisch wirken. Diese Therapie arbeitet daran, Klang, Artikulation und Atmung auszubalancieren. Vokale und Konsonanten haben unterschiedliche Qualitäten, die wie Klänge und Rhythmen tief innerlich wirken.

- *Heileurythmie* wirkt durch Bewegung therapeutisch, schafft inneres Gleichgewicht und unterstützt Selbstheilungsprozesse im Körper. Die Bewegungen basieren auf den Laut-Bewegungen der Eurythmie und können mehr öffnend oder mehr zusammenziehend wirken. Sie werden mit Füßen und/oder Armen durchgeführt. Der Therapeut bewegt sich zusammen mit dem Menschen, der die Therapie empfängt. Der Therapierende passt seine Behandlung dem Einzelnen und seinem Bedarf bzw. seinen Fähigkeiten an.

- Beim künstlerischen Gestalten wie *Malen* und *Plastizieren* „liest" der Therapeut den Menschen bzw. seine Verfassung und wählt entsprechende therapeutisch wirksame Übungen. Sie richten sich nach individuellen Begrenztheiten und Einseitigkeiten. So ergeben sich Möglichkeiten, verborgene Ressourcen zu entdecken, um seelisches Gleichgewicht wiederzuerlangen. Man wendet verschiedene Techniken an wie das Malen mit den drei Grundfarben auf angefeuchtetem Papier, Aquarellmalerei, Zeichnen mit Bleistift oder Kohle. Es geht nicht darum, als Künstler Karriere zu machen, sondern um Übung zu therapeutischen Zwecken. Gleiches gilt für das Plastizieren mit Ton oder Bienenwachs.

- Im Rahmen der Therapie mit *Öldispersionsbädern* nimmt man mit ätherischen Ölen versetzte Ganzkörperbäder. Nach dem Bad hält man die Wärme und die Wirkung der Öle, indem man den Körper in Wolle einhüllt ohne ihn erst abzutrocknen. Bäder können schmerzlindernd und entspannend sein.

- *Reittherapie* konzentriert sich auf das Miteinander von Patient, Pferd und Therapeut. Die Kooperation mit dem Pferd stärkt Selbstwahrnehmung und Selbstwertgefühl des Patienten, übt seine Fähigkeit zu Zusammenspiel und Kommunikation und fördert seine Eigeninitiative.

- *Bothmer-Gymnastik* ist eine Form von Bewegungspädagogik, die einen Dialog des Menschen mit seiner Umgebung anregt. Man trainiert das Koordinations- oder Orientierungsvermögen im Raum sowie das Körpergefühl insgesamt.

- Es gibt zwei Richtungen der anthroposophischen *Massage*, eine nach Wegman/Hauschka und die andere nach Pressel. Beide werden mit rhythmischen Bewegungen ausgeführt. Die Hauschka-Massage ist sanft und subtil, bei ihr massiert der Therapeut rhythmisch und mit gleichmäßigen Bewegungen. Pressel-Massage ist eine Kombination aus Druckreiz und rhythmisch durchgeführter Massage, die abwechselnd Ober- und Unterkörper behandelt.

- Einreibungen und Fußbäder mit ätherischen Ölen können Sozialtherapeuten ohne eine spezielle Ausbildung anwenden.

Jede Therapie auf anthroposophischer Grundlage erfordert eine umfangreiche Ausbildung, in der Theorie und Praxis eng verzahnt sind. Gleichzeitig ist seitens der Auszubildenden aktiv innere Arbeit zu leisten sowie Anthroposophie zu studieren.

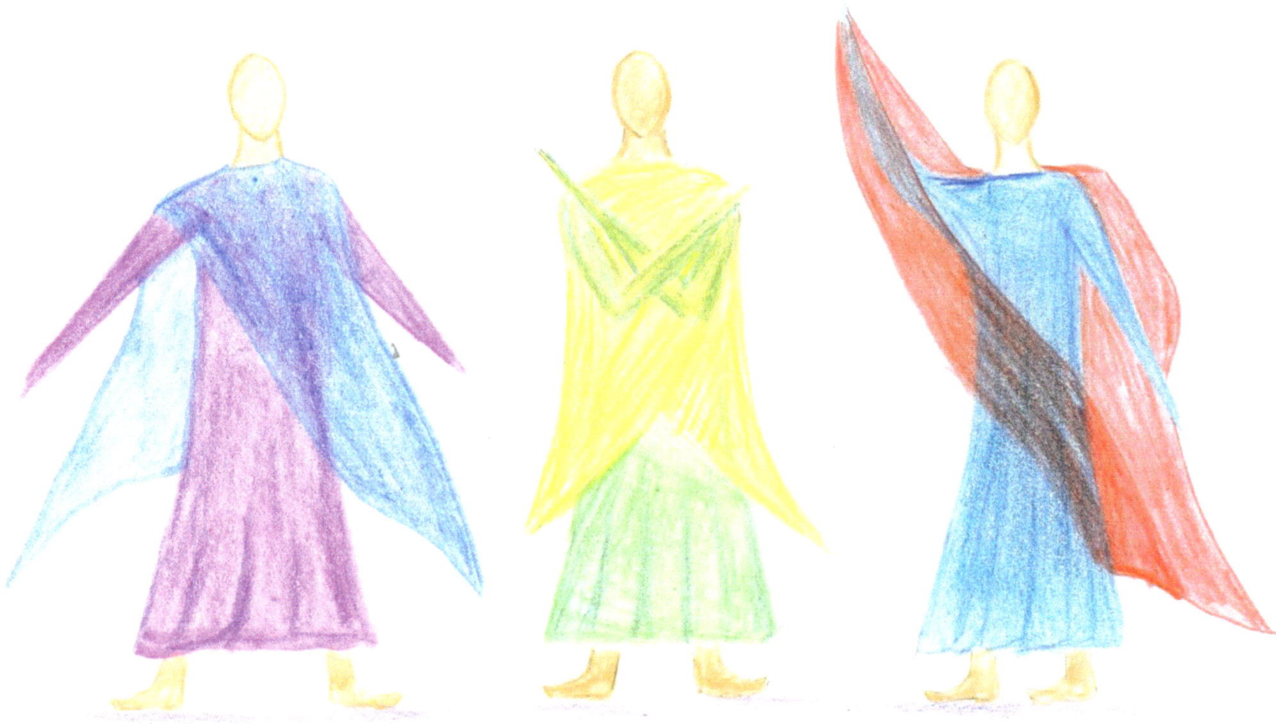

Eurythmiefiguren

Kulturerfahrungen

Kulturell wirksame Aktivität zu erleben, – so entsprechende Forschungsergebnisse – lindert Depressionen, steigert die Lebensqualität und das eigene Wohlgefühl (Wikström, 2003). Sie mindern Stress und können den Körper stärken, sich selbst zu regenerieren. Somit ist Kultur im Leben jedes Menschen wichtig. Man kann sie von zwei Seiten sehen: einerseits kann Kultur selbst aktiv ausgeübt oder andererseits auch passiv empfangen werden.
Kultur auszuüben muss nicht kompliziert oder aufwändig sein. Selbst kreativ zu sein, ist alles!
Mitarbeitende können initiativ und aktiv Möglichkeiten Kreativität und Aktivität anbieten:
Gelegenheit und Zeit zum (gemeinsamen) Singen, einfache Theaterstücke für Jahresfeste oder Aufführungszwecke einüben, ein Buch vorlesen oder Interessierte zum Schreiben anregen… Man kann auch malen, zeichnen, schreiben, dichten, Handarbeiten wie sticken, stricken, häkeln oder vieles mehr.
Beispiele für eigene – auch aktivierende – Tätigkeiten:

Singen im Morgenkreis
Singen bei Jahresfesten oder anderen Anlässen
Gemeinsam spielen und singen
Eurythmie üben
Volks- und Kreistänze tanzen…

Wir alle können *Kultur erleben*, an Kultur(-Veranstaltungen) teilhaben. Wir können ins Kino, ins Theater, in Konzerte gehen, eine Ausstellung oder ein Museum besuchen. Wir können Bilder in unserer Wohnung an die Wand hängen, Musik hören…
Es ist ein Unterschied zwischen Kultur und leichter Unterhaltung. Wenn sie lediglich Zerstreuung bewirkt, zehrt sie auf Dauer an Lebenskräften und wenn wir sie zu oft oder zu lange konsumieren, werden wir tendenziell lethargisch. Nachhaltig wirksame Kultur nährt Seele und Geist.

Reflexionsfragen:
Wie übe ich Kultur und Kreativität in meinem Alltag aus?
An welcher Kultur will *ich* unbedingt teilhaben?

Und noch eine letzte Frage, die nicht aus Schweden kommt …
eine Bonus-Reflexionsfrage:

An welchen Stellen, in welchen Momenten erlebst du an dem Ort, an dem du mitarbeitest, anthroposophische Kultur?
Wie kommst du über deine Fragen im Kollegium ins Gespräch?

Literaturverzeichnis

Antonowsky, Aaron: Hälsans mysterium. Stockholm 2005: Natur och kultur

Broberg, A. u.a.: Anknytning i praktiken tilllämpningar av anknytningsteorin. Falkenberg 2009: Natur och Kultur

Ekstadt, Niklas/Ennart,Henrik: Happy Food - om hur mit och lyckan änger ihop. Stockholm 2017: Bookmark Förlag

Holzapfel, Walter: Hur inverkar den vuxna människan på barnet? Hur utvecklas barnet?. Järna 2008: Telleby Förlag, 5. Auflage

Liljeroth, Ingrid: En idé och dess utveckling - Antroposofisk läkepedagogik och socialterapi i historisk jämförelse med allmänna omsorger och särskola. Specialpedagogiska rapporter Göteborgs universitet, Institutionen för specialpedagogik 1994, ISSN 1104-6759

Niemeijer, Martin/Baars, Erik: Bild-gestaltende Diagnostik der kindlichen Konstitution - die Entwicklung eines Meßinstruments. Driebergen 2004: Louis Block Instituut

Pietzner, Carlo: A Candle on the hill – Images of Camphill Life. New York 1990: Anthroposophic press Inc.

Ritter, Christhild.. Människan inte bara en kropp. Järna 2015: Värna Förlag

Steiner, Rudolf. Landwirtschaftlicher Kurs (GA 327), Dornach 2022: Rudolf Steiner Verlag, 9. Auflage

Steiner, Rudolf Heilpädagogischer Kurs (GA 317) abgekürzt HPK, Dornach 1995: Rudolf Steiner Verlag, 8. Auflage

Sydhagen, Tommy: Från skyddade miljöer till öppna samhällen 0150 Antroposofin som möjlighet till fördjupning. LäS - Tidskrift för Läkepedagogik och Socialterapi. 12/2009

Wikström, Britt-Maj: Estetik och omvårdnad. Lund 2003: studentlitteratur AB, 2.Auflage

Anhang:

Sara Sörgärde Siegers
Möjlighet till ett rikt liv
Wrå Förlag 2020
ISBN 978-91-985781-4-0

Auszug S. 25 ff (aus dem Kapitel "Sozialtherapeutische Einrichtungen in Schweden")

VÄRNA (Organisation der anthroposophisch orientiert arbeitenden heilpädagogischen und sozialtherapeutischen Einrichtungen in Schweden) hat die heutzutage zentralen Werte heilpädagogischer und sozialtherapeutischer Einrichtungen ausgearbeitet und in sieben Punkten zusammengefasst.

Im Kern sind es folgende Grundwerte:
- die spirituelle Dimension in unserem Menschenbild
- der rote Faden im Leben
- individuelles Leben in Gemeinschaft
- schöpferisches Leben und Bedeutung der Arbeit
- Achtsamkeit und Respekt für Individuelles
- lebenslanges Lernen
- bewusst gestaltete Umgebung

Die bisher erschienene Fachliteratur geht von der Heilpädagogik aus und erwähnt im Nebensatz, dass die Sozialtherapie eine für Erwachsene angepasste Form der Heilpädagogik sei.

Ingrid Liljeroth (1994, S.12) beschreibt in ihrem Forschungsbericht, dass die Sozialtherapie zwar auf der gleichen Wissensgrundlage wie Heilpädagogik basiere, aber sei für erwachsene Menschen angepasst. Hier ihre Beschreibung, was Heilpädagogik ausmacht:
- die Anthroposophie mit einem vertieften Menschenbild und einem Schulungsweg für die Mitarbeiter

- eine erweiterte Psychologie, die den Lauf des Lebens in 7-Jahres-Phasen beschreibt und Einsichten über etwaige Entwicklungshindernisse integriert
- Wissen zur Gestaltung dieser verschiedenen Lebensphasen in ganzheitlich passendem Umfeld
- heilpädagogische Methoden und Therapien wie Unterricht, Eurythmie, Bothmergymnastik, Sprachgestaltung, Musik, therapeutisches Malen, und Handwerk sowie Gestaltung von Räumlichkeiten und der nächsten Umgebung
- medizinische Kenntnisse
- Wissen über die Rolle der Ernährung

Ideenentwicklung

Eine Idee oder ein Gedanke kann sowohl formbildende Kraft als auch selbst lebendiger Organismus sein. Das Entstehen der heilpädagogischen und sozialtherapeutischen Einrichtungen ging sowohl von einer Idee als auch vom Bedarf aus. Auch wenn eine Idee nicht physisch mit Händen zu fassen oder zu sehen ist, bildet ihre Kraft doch Strukturen, denen sich physische Wirklichkeit anpassen kann. Liljeroths Bericht zeigt, dass in Schweden Heilpädagogik und dann auch die Sozialtherapie durch Ideen- und Gedankenkraft begründet wurden. Realer Bedarf führte dazu, dass sowohl Einrichtungen wie die für ihre Gründung nötigen Voraussetzungen geschaffen wurden.

Liljeroth (1994, S.12) weist auf den übergreifenden Ideenhintergrund hin, den ich hier mit aufführen will:
1. Der Mensch ein geistiges sich entwickelndes Wesen. Das Handicap (die Behinderung) stellt ein Glied in der Kette dieses Entwicklungsprozesses dar.
2. Jedes Menschenleben wird als sinnvoll angesehen und hat eine tiefere Bedeutung.
3. Ausgehend von jeder individuellen Situation lassen sich Voraussetzungen für Entwicklung schaffen.
4. Heilpädagogen und Sozialtherapeuten haben selbst die Verantwortung alles ihnen Mögliche für ihre Entwicklung zu tun.

Literaturvorschläge zur Vertiefung:

Steiner, Rudolf
Heilpädagogischer Kurs GA 317
Rudolf Steiner Verlag Dornach, 1985

Volker Frielingsdorf, Rüdiger Grimm, Brigitte Kaldenberg: Geschichte der anthroposophischen Heilpädagogik und Sozialtherapie
Verlag am Goetheanum Dornach, 2013

Grimm, Rüdiger/Götz Kaschubowski
Kompendium der anthroposophischen Heilpädagogik und Sozialtherapie
Ernst Reinhardt Verlag München, 2008

Blomaard, Pim
Beziehungsgestaltung in der Begleitung von Menschen mit Behinderungen
Verlag am Goetheanum Dornach/Athena Verlag Oberhausen, 2012

Dahlhaus, Walter
Seelische Erkrankungen bei Menschen mit Behinderung
aethera Verlag, 2020

Fischer, Andreas
Anthroposophische Heilpädagogik und Sozialtherapie
VAHS-Publikation/vahs.ch
(Verband für anthrop. Heilpädagogik und Sozialtherapie Schweiz)

Weiterführende Information:

Anthroposophic Council for Inclusive Social Development
Ruchti-Weg 9
CH-4143 Dornach
Internet: https://inclusivesocial.org/

Bundesverband anthroposophisches Sozialwesen e.V.
Schloßstraße 9
61209 Echzell-Bingenheim
Tel.: 06035 – 60 92 10
E-Mail: bundesverband@anthropoi.de
Internet: https://www.anthropoi.de

Allgemeine Anthroposophische Gesellschaft Deutschland e.V / Stuttgart
Zur Uhlandshöhe 10
70188 Stuttgart
Internet: https://www.anthroposophische-gesellschaft.de/landessekretariat

Ausbildungs- und Fortbildungsangebote in Deutschland:

https://anthropoi.de/fileadmin/Inhalt/Unser_Verband/Fachbereiche/Berufliche_Bildung/Ausbild ungsbroschu__re_End_2020_Einzelseiten_web.pdf

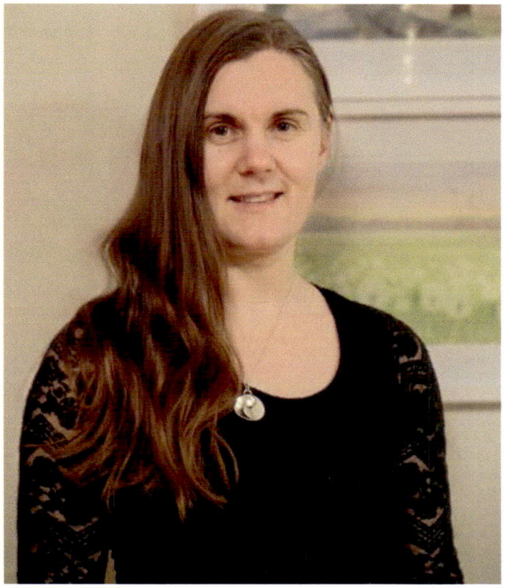

Sara Sörgärde Siegers ist Sozialarbeiterin und Sozialtherapeutin mit zwanzig Jahren Erfahrung in verschiedenen sozialtherapeutischen und heilpädagogischen Tätigkeiten. Seit 2013 arbeitet sie in der Leitung von Ensjöholm By in Norrköping, Schweden. Sie setzt sich leidenschaftlich dafür ein, die praktische Anthroposophie auch Menschen mit wenig Vorwissen zugänglich zu machen.

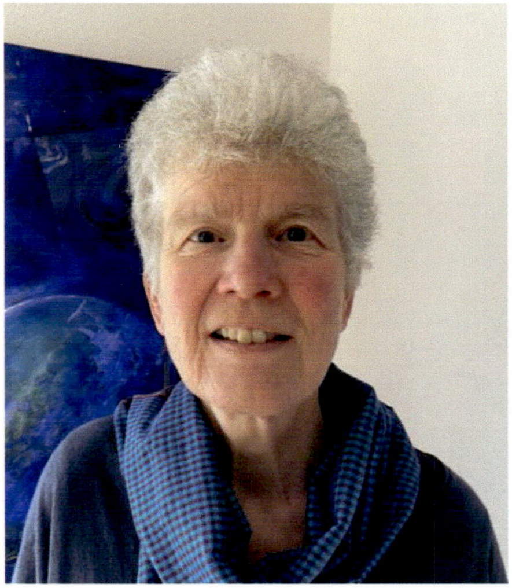

Karen Riemann ist Heilpädagogin mit vielseitiger Erfahrung in der Begleitung erwachsener Menschen mit Assistenzbedarf. Nach langjähriger Mitarbeit in Schloss Hamborn (Jugendhilfe/ Wohngruppe sowie ambulant betreutes Wohnen für Erwachsene) ist sie auf dem Uhlenhoff bei Kiel tätig. Durch die Betreuung von Kindern, Jugendlichen und Erwachsenen in schwedischen anthroposophischen Einrichtungen lernte sie Land, Leute und die skandinavische Mentalität kennen und lieben.

Eric Arlin: Erinnerungsbilder aus den Jahren 1924-1996

ISBN 978-3-89979-023-8

Eric Arlin, geboren 1924 in Litauen, gehört zu den Pionieren der anthroposophischen Heilpädagogik in Frankreich, wo er sich in den Ereignissen des Zweiten Weltkriegs – nach Verhaftung, Lageraufenthalt und Deportation, wiederfand. Sein Lebensbericht spiegelt in eindrücklicher Weise die Zeitereignisse wider, sein Leben als Maler und Heilpädagoge, das Ringen mit Widerständen und Herausforderungen. Ein spannendes, reiches und schöpferisches Leben, exemplarisch für die Entwicklung des Kulturimpulses der Anthroposophie.

Gertraud Bessert: Ein Quell wird zum Strom

Anthroposophisches Leben und heilpädagogische Impulse aus der Breslauer Zeit von 1924-1945

Neuauflage

ISBN 978-3-89979-180-8

„Wenn man einiges aus dem anthroposophischen Leben und Wirken in Breslau und Umgebung betrachtet, sollte man sich auch ein wenig dem geschichtlichen Hintergrund des schlesischen Landes zuwenden. Durch diesen wurde der Acker gepflügt, so dass darauf durch Rudolf Steiner Anfang der zwanziger Jahre so viel gesät werden konnte und die Saat dann in so reichem Maße aufging, bis das Schicksal der Geschichte dort das Weiterwachsen des anthroposophischen Lebens und seiner Arbeit in Schlesien beendete."

Helga Totzeck: Wer ist dieser Mensch?

Leben und Arbeiten mit Schwerbehinderten

ISBN 978-3-89979-227-0

Wer ist der andere Mensch?

Diese Frage ließ 1968 in einer Kinderärztin den Willen entstehen, mehrfach schwerstbehinderten Kindern eine Lern- und Lebensheimat zu geben. Im Theapeuticum Raphaelhaus haben Betreute und Helfer reiche Erfahrungen gemacht: Jeder lebt für jeden

Verlag Ch. Möllmann

Michaela von Frankenberg: Erfahrungen aus der heilpädagogischen Praxis

Tagesheim für mehrfach-behinderte Kinder in Basel (Schweiz)

ISBN 978-3-89979-199-0

„Ein einzigartiges Dokument tiefster heilpädagogischer Arbeit, das einem manche Anregung geben kann. Dabei ist es eben auch ein sehr persönlicher Bericht, aus dem zu lernen ist, dass es in der Heilpädagogik weniger um die durchgeführten „äußeren“ Maßnahmen geht als vielmehr um die eigene innere Haltung, die mich im Einstimmen und tief Verstehen des Kindes intuitiv zu den richtigen Handlungen führt.“

Ekkehard Fiedler, Hamburg (Dozent für Heilpädagogik in Bad Boll)

Ruth-Ingrid Hesse: Schloss Gerswalde 1929-1950

Ein heilpädagogisches Kinderheim in drei deutschen Staatsformen

ISBN 978-3-89979-167-9

Die vorliegende Darstellung der Geschichte von Schloss Gerswalde in der Zeit, als das anthroposophische Heil- und Erziehungsinstitut für seelenpflege-bedürftige Kinder und Jugendliche Eigentümer dieses ansehnlichen Anwesens war, beruht nicht nur auf Erinnerungen verschiedener ehemaliger Schlossbewohner, sondern zu einem großen Teil auf Briefen aus der damaligen Zeit und anderen Quellen.

Edith Seidenzahl: anders sein

Gedichte und Texte aus therapeutischer Arbeit

Mit einem Vorwort von Michaela Glöckler

ISBN 978-3-931156-13-8; 2. Auflage 2003

In jahrzehntelanger therapeutischer Arbeit ist die Autorin vielen Menschen begegnet, die eine Fülle von Fragestellungen mit sich brachten. Sie empfand sie als "Zuwendungen des Schicksals", auf die es zu antworten galt, zu handeln, zu helfen, soweit möglich.

In dieser Zeit entstanden wie Momentaufnahmen von Prozessen Gedichte und Texte. In ihrer Vielgestaltigkeit entsprechen sie der Realität und sind farbig durchmischt wie das Leben selbst.

Alles wie gehabt? – In diesem Buch nicht!